Posture evaluation

필라테스, 요가 강사, 트레이너를 위한

자세평가
쉽게 공부하기

KPEA 재활 예방운동 연구소
http://cafe.naver.com/prehablab

백 형 진 (Ph.D 의학박사, DO, DN)
- 現 건국대, 가천대, 국민대 대학원 교수
- 現 연세대, 수원대, 기독대, 남서울대, SDU 교수
- 現 (주) 비엠코퍼레이션 총괄이사
- 現 헬스케어웨이브 / 예방의학사 대표
- 現 스포츠지도자연수원 교수(을지대, 중앙대, 경희대).
- 現 (사)KBBF 생활스포츠지도사 구술/실기 심사위원.
- 現 국기원 객원연구원 / WTA 책임연구원
- 前 태릉선수촌 월계관 체력담당 트레이너
- 前 아시아선수권 국가대표 사이클팀 의무트레이너
- 프리햅 운동 (Prehab Exercise) 대표 역자 이외 다수 공역 (35권)
- 선수트레이너가 알아야할 모든것 대표저자 이외 다수 공저 (55권)

김 성 언
- 세종대학교 체육학과
- 現 프리미엄 피트니스 펄스짐 대표
- 現 포카리스웨트 스포츠사이언스 팀장
- 現 건강운동 연구소 펄스랩 소장
- 現 포카리스웨트 스포츠사이언스 팀장
- 現 세종대, 한양대, 국민대, 동원대 등 대학강의 출강
- 前 서울아산병원 스포츠건강의학센터
- 前 국민체력100 체력인증센터
- 前 서울시청 운동처방사

김 지 훈
- 現 비엠필라테스 서울대 입구점 대표
- 前 핀수영 실업팀 의무트레이너 AT
- 바디메카닉 육성과정 교육강사
- 한국선수트레이너(KATA-ATC)
- 대한체력코치협회(KCA-SPC)
- NASM PES(Performance Enhancement Specialist)
- NASM CES(Corrective Exercise Specialist)
- 경희대학교 체육학과

양 지 혜
- 現 국민대학교 스포츠문화산업 헬스케어 외래교수
- 現 KBS 스포츠예술과학원 재활스포츠 외래교수
- 現 국제재활코어필라테스협회 교육이사
- 前 MBC아카데미뷰티스쿨강남본원 교육실장
- 차의과학대학교 통합의학대학원 자세체형 전공
- '폼롤러 필라테스 교과서' 공동저자
- '선수트레이너의 모든 것' 공동저자
- '오버커밍 그라비티' 공동역자
- 'WADO 볼 테라피' 공동저자

필라테스, 요가 강사, 트레이너를 위한
자세평가 쉽게 공부하기

초판 1쇄 발행 2019년 10월 1일
초판 2쇄 인쇄 2021년 3월 25일

저 자	백형진, 김지훈, 김성언, 양지혜
디 자 인	김현수
감 수	김보성
발 행 처	예방의학사
이 메 일	prehabex@naver.com

인쇄·편집 금강기획인쇄 (02-2266-6740)

ISBN 979-11-89807-13-9
가 격 15,000원

※ 저자와의 협의에 의해 인지를 생략합니다.
※ 이 책은 저작권법에 의해 보호를 받는 저작물이므로 동영상 제작 및 무단전재와 복제를 금합니다.
※ 잘못된 책은 구입하신 서점에서 교환해 드립니다.

이 도서의 국립중앙도서관 출판예정도서목록(CIP)은 서지정보유통지원시스템 홈페이지(http://seoji.nl.go.kr)와 국가자료종합목록 구축시스템(http://kolis-net.nl.go.kr)에서 이용하실 수 있습니다. (CIP제어번호 : CIP2019031770)

서문

움직임 전문가를 위한 자세평가.

 운동을 하기 위해 피트니스(필라테스, 요가, 헬스 등)를 방문하는 고객들은 왜 100만 홈 트레이닝 시대에 시간과 비용을 투자하면서까지 운동 전문가를 찾아가는 것일까. 그것은 바로 혼자 하는 운동보다 전문가의 정확한 평가를 기반으로 부상 없이 안전하고, 효율적인 방법으로 운동을 배우기를 원하고, 결과를 얻기 위해서 이다.

 움직임을 가르치는 운동 전문가(필라테스, 요가, 트레이너)들은 현장에서 처음 고객을 만났을 때 현대사회의 고객들은 대부분 체형불균형과 수많은 근골격계 질환으로 문제를 가지고 있기 때문에 일반적인 운동을 수행하는 데 제한이 많이 있다. 그렇기 때문에 이제는 필수적으로 건강기록설문지와 자세평가를 기반으로 운동 목적과 자세, 체형에 맞는 올바른 운동방법을 결정해야 한다. 고객이 가지고 있는 문제의 이유를 찾고 그 원인을 설명하고, 효과적인 방법을 제시하여 고객이 혼자 운동 하는 것보다 효율적이라는 점을 인지 시켜 주고 이에 맞는 운동 프로그램을 지도해야만 한다.

 이 책을 통해 현장에서 운동을 지도하는 움직임 전문가 들에게 도움이 되기를 바란다.

2019년 10월 1일
대한예방운동협회 & 국제재활코어필라테스협회

백 형 진

목차

서문

Chapter 1 자세평가의 이해
- 자세평가를 왜 해야만 하는가?
- 자세평가는 언제 실시하는가?
  - 회원 상담 일지 (건강설문기록지)
  - Medical Profile(PAR-Q)
  - PARmed - X for PREGNANCY
- 자세가 왜 중요할까?
- 이상적인 자세란 무슨 의미일까?
- 대표적인 랜드 마크 (전면, 후면, 측면)
- 자세에 영향을 미칠 수 있는 요인
- 평가 시간의 효율성
- 자세평가를 준비해보자.

Chapter 2 자세평가의 시작
- 자세평가 차트
- 전면 자세평가
  1. 얼굴 (Face)
  2. 머리 위치와 근육의 긴장도 (Head Position & Muscle Tone)
  3. 쇄골뼈 (Clavicles)
  4. 어깨 높이 (Shoulder Level)
  5. 굽은 어깨 (Round Shoulders)
  6. 흉부와 복부 (Chest & Abdomen)
  7. 팔 & 손 & 손목 (Arm & Hand & Wrists)
  8. 골반 경사 (Pelvis Tilt)
  9. 골반 돌림 (Pelvic Rotation)
  10. 서기 (Stance)
  11. 내반슬 & 외반슬 (Genu Valgum & Genu Varum)
  12. 근육 크기 (Muscle Bulk)
  13. 무릎의 회전 & 슬개골의 위치 (Rotation at the Knee & Patellar Position)
  14. Q 각도 (Q-Angle)
  15. 하퇴부 전면 경골 (Tibia)
  16. 발목 (Ankles)
- 측면 자세평가
  1. 머리 위치와 목뼈 (Head Position & Cervical Spine)
  2. 경흉의 접합 (Cervicothoracic Junction)
  3. 어깨 위치 (Shoulder Position)
  4. 흉부와 복부 (Thorax & Abdomen)

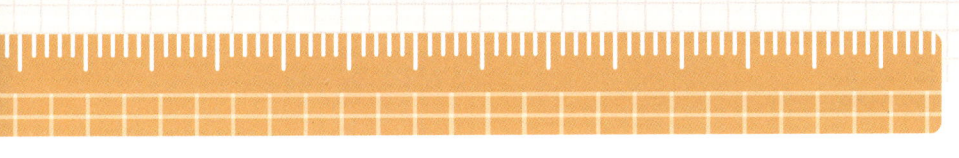

　　5. 요부 (Lumbar)
　　6. 골반 (Pelvis)
　　7. 대퇴 근육 크기 (Thigh Muscle Bulk)
　　8. 무릎 (Knee)
　　9. 발목 (Ankles)
　　10. 발 (Feet)
• 후면 자세평가
　　1. 머리의 기울기나 회전 (Head Neck Tilt & Cervical Rotation)
　　2. 목뼈 정렬 (Cervical Spine Alignment)
　　3. 어깨 높이 (Shoulder Height)
　　4. 근육 크기와 긴장도 (Muscle Bulk and Tone)
　　5. 견갑골 전인 & 후인 (Scapular Protraction and Retraction)
　　6. 견갑골의 움직임 (Scapular Movement)
　　7. 익상견갑 (Winging of the Scapula)
　　8. 척추 정렬 (Spine alignment)
　　9. 흉곽 (Thoracic Cage)
　　10. 허리뼈와 피부주름 (Lumbar Spine & Skin Creases)
　　11. 상지 자세 (Upper Limb Position)
　　12. 팔꿈치와 손의 위치 (Elbow & Hand Position)
　　13. 골반 가장자리 (Pelvic Rim)
　　14. 후상장골극 (Posterior Superior Iliac Spine, PSIS)
　　15. 골반 돌림 (Pelvic Rotation)
　　16. 엉덩이 주름 (Buttock Crease)
　　17. 대퇴부 후면부 크기 비교 (Thigh Bulk)
　　18. 내반슬과 외반슬 (Genu Varum, O다리 & Genu Valgum, X다리)
　　19. 뒤쪽 무릎 (Posterior Knees)
　　20. 종아리 크기 (Calf Bulk)
　　21. 아킬레스 건 (Achilles Tendon)
　　22. 발가락 징후 (Toe Sign)

Chapter 3　자세평가 연습하기

Posture evaluation

Chapter 1

자세평가의 이해

자세평가를 왜 해야만 하는가?
자세평가는 언제 실시하는가?
자세가 왜 중요할까?
이상적인 자세란 무슨 의미일까?
대표적인 랜드 마크 (전면, 후면, 측면)
자세에 영향을 미칠 수 있는 요인
평가 시간의 효율성
자세평가를 준비해보자.

자세평가를 왜 해야만 하는가?

100만 홈 트레이닝 시대! 운동을 하면 과연 건강해 질 수 있을까?

잘못된 운동은 오히려 독이 될 수 있다.
잘못된 자세나 운동방법 등으로 인해 운동을 즐기는 인구는 증가 하였지만 오히려 근골격계 질환율은 높아져 만 가고 있다.

센터에 방문하는 수많은 고객들이 기초적이고, 일반적인 동작을 수행하는 데 움직임 제한과 통증을 호소하는 경우를 많이 접할 수 있다. 고객들은 이러한 문제가 생기는 이유와 원인을 알고 싶어 하고 운동 전문가가 해결해 주기를 원한다.

운동 전문가의 중요한 역할 중 하나가 바로 질병의 예방과 건강의 증진이다. 대부분의 고객은 병원에 가도 검사상은 문제가 없다는 말을 많이 듣는다고 한다. 왜냐하면 아직 질병이 발생하지 않은 상태이기 때문에 현대의학적 검사로는 명확한 병명이 나오지 않는 경우가 많다. 더군다나 병원에서 운동을 하라고 말은 들었지만 도대체 어떠한 운동을 어떻게 해야 하는지 알지 못하는 경우가 대부분이다. 그렇기 때문에 운동 전문가 (필라테스, 요가, 트레이너)들을 찾아 왔고 운동전문가들은 트레이닝 하기 전 HOPS를 실시하여 건강기록설문지(문진)와 정적 자세 및 움직임을 정확하게 평가/분석해야 한다. 분석 후 그에 따른 문제점을 찾아내어 고객이 이해하기 쉽게 이유와 원인을 설명하고, 효과적인 방법을 제시하며, 올바른 운동 방향을 설정하고, 정확한 트레이닝을 진행해야 한다.

자세는 크게 두 가지 분류로 평가하는데 정적 자세 와 동적 자세로 분류한다. 정적 자세는 물리적인 움직임의 토대가 되며, 몸의 정렬을 통해 드러나는 것으로 팔이나 다리의 움직임의 기반이 된다. 이러한 기반에 문제가 있다면 2차 적인 문제로 동적 자세의 움직임의 제한이나, 통증 문제를 유발할 수 있다. 동적 자세는 인간의 기능적 움직임을 수행하는 데 있어서 취하는 자세를 의미하는데 이와 관련된 평가 또한 움직임 전문가라면 공부해야 하며, 이러한 자세평가는 고객의 기능적 균형 회복을 위한 운동 프로그램을 구성하기 위한 첫걸음이다. 그렇기 때문에 운동 지도자에게 고객의 자세 및 체형 평가를 통한 운동 지도가 필요한 것이다.

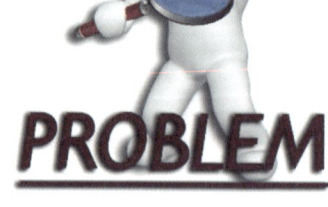

자세평가는 언제 실시하는가?

고객이 처음 방문하여 상담을 시작했다면 우선 건강기록 설문지를 작성하며 문진 평가를 하게 된다. 그렇다면 자세평가는 언제 어떻게 하는 것이 효율적일까?

병원에서도 가장 중요시 여기는 것이 고객의 건강 정보를 다루는 의무 기록이다. 기록의 변화를 근거로 과거와 현재의 치료 계획을 세우듯이 운동을 진행하기 전 상태를 사진으로 찍어 기록을 남기는 것과 정확한 평가를 시행 후 피드백을 주는 것은 매우 중요하다. 이처럼 자세평가는 기본적인 고객의 근육 불균형의 문제에 대한 지표를 제공해 주기 때문에 정적 자세에서 자세 불균형을 초래하는 주요 원인을 살펴보는 것이 중요하다. 추가로 습관적인 움직임 패턴이나, 반복된 움직임에 따른 움직임 패턴 변화 혹은 손상에 따른 움직임 패턴의 변화들이 있는데 이러한 문제 뿐만 아니라 외상이나 수술로 인한 경우 또한 있기 때문에 처음에만 실시 하는 것이 아니라, 운동 중간에 다시 재평가가 필요한 경우도 있다.
 이 때에는 처음에 발견하지 못한 문제를 발견하게 되는 경우도 있는데 운동 중 체력 저하가 오면서 문제가 나타나는 경우가 많이 있기 때문에 운동 중간에 평가를 하는 것 또한 필요한 경우가 많이 있으며, 운동이 다 종료된 후 재평가를 통해 운동의 목적과 기대효과가 제대로 나타나고 있는지 확인하는 과정 또한 필요하다.

이러한 과정 속에서 중요한 정보를 획득하고, 시간을 절약 해주며, 기본적인 자세와 체형의 상태를 고려하여 운동 계획을 수립하고 진행 수 있기 때문에 자세평가는 매우 중요한 평가라 할 수 있다.

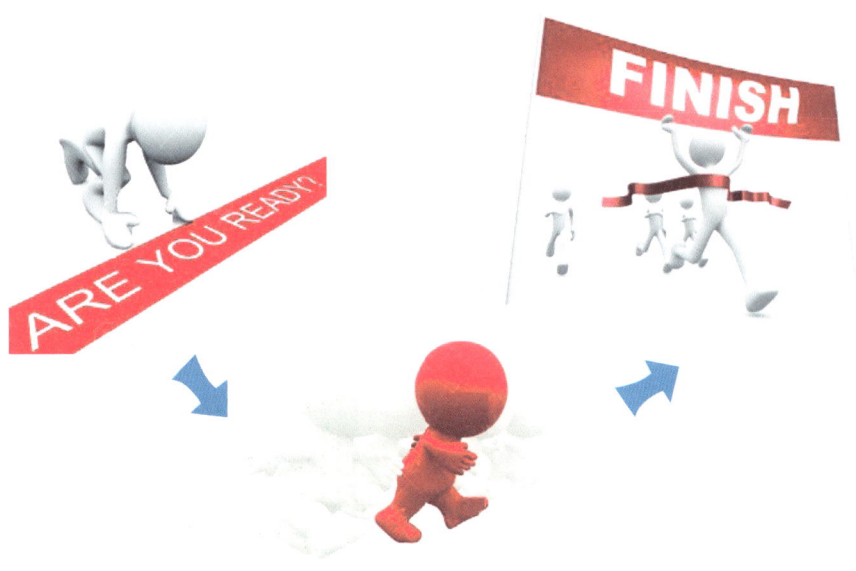

자세 평가는 언제 실시하는가?

그럼 여기서 잠깐 문진 평가에는 어떠한 항목들이 구성되어 있어야 할까?
우선 대상자와 운동 센터의 프로그램 구성에 따라 적합한 설문지 양식을 구비해 두거나, 직접 필요한 요소들로 구성을 해야만 한다.

기본적으로는 인적 사항, 운동 목적, 건강 정보 와 기타 사항이 들어가야 한다.
또한 이외에도 운동 경험의 여부 또한 중요하며 어떠한 유형의 운동을 해봤는지 어떠한 특성의 운동을 하는 것을 선호하는지를 항목에 추가하여 이를 토대로 프로그램을 구성해주어야 지속적으로 운동을 수행할 수 있다.

이외에도 EMS 운동이나, 임산부, 대사질환자와 같은 경우는 특성이 다르기 때문에 그에 맞춘 특화 설문지와 평가의 기준 또한 다르게 적용해야만 한다.

그럼 다음 장에서 몇 가지 예시를 살펴보도록 한다.

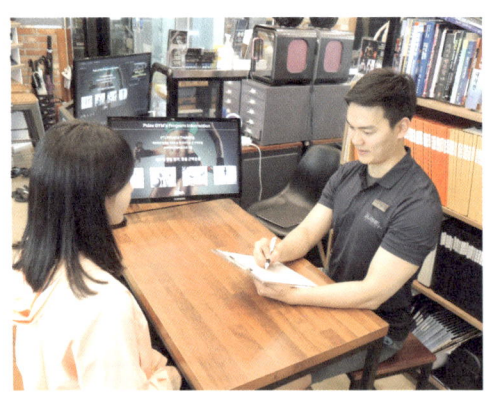

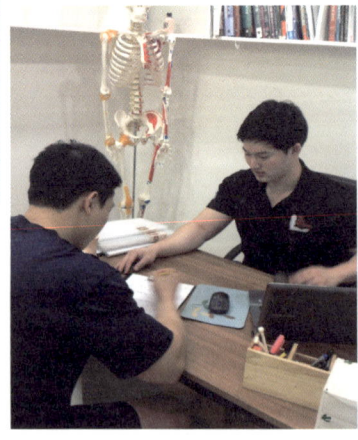

회원 상담 일지

이름: _____ 생년월일: YYYY MM DD 성별: 남 여

직업: _____ 핸드폰번호: _____

유입경로
※중복으로 체크 가능합니다

- [ ] 네이버블로그
- [ ] 네이버지도
- [ ] 페이스북
- [ ] 인스타그램
- [ ] 전단지
- [ ] 외부간판
- [ ] 홈페이지
- [ ] 지인 소개 및 추천

운동 경력
Q : 운동을 해 보신 경험이 있으신가요? (운동 종류 / 기간)
(_____)

운동 목적
※중복으로 체크 가능합니다

- [ ] 체중감량
- [ ] 체중증가
- [ ] 근육증가
- [ ] 체형교정
- [ ] 통증개선
- [ ] 운동능력 향상

과거경력 및 질환
※중복으로 체크 가능하며, 해당 사항이 없을 경우 체크할 필요 없습니다

- [ ] 최근에 수술한 이력이 있음
- [ ] 고혈압
- [ ] 저혈압
- [ ] 당뇨
- [ ] 허리나 무릎 부상
- [ ] 심근경색
- [ ] 폐질환
- [ ] 천식
- [ ] 관절염
- [ ] 골절
- [ ] 기타 (_____)

운동성격의 형태
※중복으로 체크 가능합니다

- [ ] 운동에 지루함을 쉽게 느낀다
- [ ] 운동은 꾸준히 하나, 식사 조절이 안된다
- [ ] 매우 활동적인 운동이 좋다
- [ ] 차분하게 운동하는 것이 좋다
- [ ] 힘들어야 운동을 한 것 같다
- [ ] 너무 힘든 것 보다는 적당한 강도가 좋다

상담 강사 : _____

상담 날짜 및 시간 : _____

상담 시, 중요 내용

_____

_____

PT 선호 요일 / 시간

- [ ] 월요일
- [ ] 화요일
- [ ] 수요일
- [ ] 목요일
- [ ] 금요일
- [ ] 토요일
- [ ] 일요일
- [ ] 상관없음

- [ ] 오전
- [ ] 점심
- [ ] 오후

선호하는 시간대 (_____)

회원 특별 요청 사항

Medical Profile

PAR-Q
운동을 시작하기 전 자신의 건강 상태를 확인합니다.
아래의 질문에 대답해 주세요
1. 의사에게 심장질환이 있다거나 의사가 권하는 운동만 하라는 말을 들은 적 있습니까? O. X.
2. 신체활동을 할 때 가슴에 통증이 있습니까?
3. 지난 달에 쉬고 있는 중에도 가슴에 통증을 느낀 적이 있습니까?
4. 어지럼증으로 쓰러졌거나 의식을 잃은 적이 있습니까?
5. 운동에 장애가 되는 뼈나 관절의 문제를 가지고 있습니까?
6. 고혈압이나 심장질환으로 처방된 약이 있습니까?
7. 그 밖에 운동을 해서는 안 되는 다른 이유가 있습니까?

▶ **질문에 하나 이상 "O"라고 답하셨다면?**
  강도 높은 신체활동이나 측정을 하기 전에 의사와 전화 또는 방문하셔서 상담을 요합니다.

▶ **질문에 모두 "X"라고 답하셨다면?**
  강도 높은 신체활동이나 운동을 시작 하실 수 있습니다.
  다만, 점진적으로 안전하게 강도와 운동량을 늘려가셔야 합니다.

EMS
EMS 트레이닝 시작 전 꼭 체크해 주세요 (금기사항)

- ☐ 임신
- ☐ 관절염
- ☐ 림프부종
- ☐ 금속삽입물
- ☐ 중증 혈관장애 및 순환장애
- ☐ 진행성 근위축증
- ☐ 출혈 및 혈우병
- ☐ 혈전증
- ☐ 열, 급성 세균성 or 바이러스성 질환
- ☐ 피부의 손상 (알레르기 or 발진)
- ☐ 심작박동기
- ☐ 중증 신경질환
- ☐ 폐결핵
- ☐ 악성 종양

▶ 위의 내용들을 숙지하셨으면, 해당 사항 없음에 대해 서명합니다.   년   월   일 이름   (인)

PARmed - X for PREGNANCY

산과적 합병증이 없는 임산부는 일상생활에서 신체활동을 할 수 있고 태아 또는 산모에게 특별한 위험이 없다면 운동에 참가할 수 있다. 이러한 프로그램은 유산소 능력 및 근력을 향상 시키고 적절하게 체중을 관리하며, 일을 손쉽게 할 수 있도록 해주는 이점이 있다. 출생 전 운동 프로그램의 안정성은 산모와 태아의 생리학적 예비량이 적당한 수준을 유지하고 있느냐에 달려있다. 산모를 위한 PARmed-X는 건강도우미로 하여금 출산 전 운동 프로그램과 임산부 환자의 운동 관리를 유지할 수 있도록 해주는 비교적 간편한 점검 및 처리 목록이다.
산모를 위한 PARmed-X는에 관한 설명은 다음과 같다.

1. 대상자는 대상자정보와 운동전 건강 확인 항목에 체크하고 건강관리 전문가로 하여금 산모를 관찰하도록 한다.
2. 건강관리전문가는 산모가 제출한 사항에 누락된 항목이 없는지 꼼꼼히 확인하고 현재 의학적정보에 기초해 금기사항을 작성한다.
3. 금기사항이 없다면 건강 평가서를 작성하고 건강관리전문가의 사인을 받아 출산 전 운동전문가에게 제출한다.
4. 산모의 건강증진을 위해서 산모는 세심한 의학적 관리 뿐만 아니라 적절한 종류, 강도, 양으로 구성된 운동 프로그램에 참여해야 한다.

산모를 위한 PARmed-X는 맞춤 운동처방과 프로그램을 안전하게 실시하기 위한 권장사항을 제공한다.

주의: A, B구역은 건강관리전문가를 만나기 전에 미리 작성한다.

신체활동준비 의학검사

A. 임산부 정보

이름:	나이:	조리원 (병원):		방문일:	월	일
주소:			직업:			
전화			예정일(임신주수):	월	일(	주)

비상 연락처(보호자):

현재 아픈곳:

B. 운동 전 건강체크

Part 1. 일반 건강 상태
과거에 아래 사항을 경험 했었습니까? Yes no
1. 유산된 적이 있습니까?
2. 다른 산과적 합병증이 있습니까?
3. 지난 30일 이내에 신체활동 준비 설문을 작성했습니까?
1, 2번에 '예'라고 했다면 무엇입니까?

Part 2. 지난 달 활동 습관
1. 구체적인 운동/ 활동으로 무엇을 했나요?

PARmed – X for PREGNANCY

과거 임신 경험은 몇번 입니까?

Part 3. 현재 임신 상태
출산 예정일:

강도	빈도(회/주)	시간(분/일)
매우힘든	1~2	20
보통	2~4	20~40
가벼운	4	40

임신 중 다음사항을 경험 한적이 있습니까? Yes No
1. 심하게 피곤했습니까? ☐ ☐
2. 질에 출혈(또는 혈흔)이 있었습니까? ☐ ☐
3. 원인모를 실신 또는 현기증이 있었습니까? ☐ ☐
4. 원인모를 복부 통증이 있었습니까? ☐ ☐
5. 발목,손,얼굴에 부종이 있었습니까? ☐ ☐
6. 지속적인 두통이나 두통관련 문제가 있었습니까? ☐ ☐
7. 종아리에 통증 및 부종이 있었습니까? ☐ ☐
8. 임신 6개월 이후 태동의 부재가 있었습니까? ☐ ☐
9. 임신 5개월 이후 체중이 늘지 않았습니까? ☐ ☐

위 질문 중 '예'라고 대답한것이 있다면 구체적으로 어떤것이 있었는지 서술해 주십시오.

직장생활 중 아래의 활동을 포함하고 있습니까? Yes No
1. 무거운 물건 들기 - 자주걷기 / 계단 오르기 ☐ ☐
2. 이따금 걷기(1시간에 1회 초과) ☐ ☐
3. 주로 앉아서 생활하기 ☐ ☐
4. 적당한 수준으로 매일 활동함 ☐ ☐
5. 현재 흡연자 입니까? ☐ ☐
6. 술을 마십니까? ☐ ☐

Part 4. 수업 활동 의도
1. 순산   2. 통증관리   3. 출산 후 회복   4. 기타 (   )

현재 하는 운동을 변경하고 싶습니까? ? Yes ☐   No ☐

주의: 임신 및 수유 중 흡연 및 음주는 절대하지 말아야합니다.

C. 운동 금기사항: 건강 관리 전문가가 작성한다.

절대적 금기사항		상대적 금기사항	
해당사항이 있습니까?	Yes No	**해당사항이 있습니까?**	Yes No
1. 양막파열, 조기분만	☐ ☐	1. 과거 임신에서 조산 또는 자연유산의 과거력	☐ ☐
2. 임신 2, 3분기 출혈 또는 전치태반	☐ ☐	2. 약한 심혈관 또는 호흡기 질환 (만성 고혈압, 천식)	☐ ☐
3. 임신성 고혈압 및 자간전증	☐ ☐	3. 빈혈 또는 철 결핍증 (Hb (100g/L)	☐ ☐
4. 불완전한 자궁경관	☐ ☐	4. 영양 실조 또는 섭식장애 (식욕부진 / 폭식증)	☐ ☐
5. 명확한 자궁내 성장제한	☐ ☐	5. 28주 이상, 쌍둥이 임신	☐ ☐
6. 고차임신(예, 세쌍둥이)	☐ ☐	6. 기타 심각한 의과적 상태	☐ ☐
7. 조절되지 않는 제 1형 당뇨병, 고혈압, 또는 갑상선질환, 심각한 심혈관, 호흡, 또는 전신장애	☐ ☐		

자세한 설명:
주의: 임산부의 신체활동은 이점보다 위험이 더 큰 경우도 있을 수 있다. 그러므로 신체적 활동의 참가여부는 자격 있는 의사의 충고에 따라야 한다.

신체활동 권고: 권고 / 승인   운동금지

예시를 보면 고객의 문제가 평소의 직업적 특성 혹은 잘못된 자세나 습관에 의해 발생한 것인지 외상이나 질병에 의한 것인지 임신과 출산과 같은 또 다른 원인이 있는 것인지를 파악하는 데 도움을 주기 때문에 필수적으로 시행해야만 한다.

또한 자세평가 시 피부의 상태와 흉터 또는 상처는 없는지 관찰해야 하는데 특히 오래된 상처 나 수술 같은 경우 익숙해져 종종 잊어버릴 수 있기 때문에 운동 프로그램에 중요할 수도 있는 정보를 제공받지 못할 수 있다. 아쉽게도 고객이 모든 것을 기억하고 얘기해 주지는 않기 때문에 매의 눈처럼 관찰을 잘 해야만 혹시라도 놓치는 정보가 없다.

그럼 이제 실제로 자세평가를 위해서 준비해야 하는 것이 무엇이 있는지 알아보도록 하자.
평가는 서있는 자세와 앉아 있는 자세, 누워 있는 자세, 엎드린 자세 등 다양한 자세에서 모두 수행할 수 있으며, 체중 부하 상태 또는 비 체중 부하 상태인지에 따라서도 차이가 발생한다. 이처럼 체중 지지가 변하는 것을 고려해야 하는 것도 중요한 정보이며 각 자세별로 관찰 포인트들이 다르기 때문에 이러한 정보를 숙지하고 있는 것이 중요하다.

예를 들면,
과거 운동을 하다 발목을 접질렸거나, 아킬레스건이 단축됐거나, 햄스트링 염좌와 같은 부상은 매우 흔한 경우인데 대부분 시간이 지나 일상생활에 지장이 없다면 완전히 치유된 것이라고 생각한다. 하지만 이러한 과거 병력이 체중을 한 쪽으로 더 지지하게 만들고, 골반 및 어깨 불균형의 원인이 되며, 통증을 만들게 되는 것이다.

이처럼 대상자의 신체의 부분을 평가하고 고려하여 보상작용이 일어나기 때문에 전체적인 모습을 보고, 전체적인 관점에서 관찰하는 것이 중요하다.

자세가 왜 중요할까?

 자세가 왜 중요할까라는 말은 자세가 신체에 미치는 영향을 고려했을 때 좋은 자세와 부적절한 자세가 차이가 있는지 이해하는 것에서부터 시작할 수 있다.

 자세라는 말은 신체의 정렬 상태를 기반으로 하여 일반적 위치나 전체적인 신체의 위치를 설명하는데 흔히 오리궁둥이, 거북목, 굽은등과 같이 자세가 나타내는 모습으로 설명을 하기도 한다.

 여기서 정렬은 또한 두 가지가 있으며, 어떻게 움직이며 어떠한 방향으로 움직이는지 혹은 어떻게 자세를 유지하는지 등 동적 상태와 정적 상태 모두 중요하다. 중요한 것은 신체의 부분이 올바른 정렬에서 벗어나 있다면 문제가 발생된 구체적인 이유가 있다는 것이다. 이러한 이유는 신체가 움직일 때 어떻게 보상작용을 일으키는지 알 수 있도록 하는 단서를 제공해 준다.

 대부분의 인간은 성장 발달과정에서 잘못된 습관과 생활 환경 때문에 보상작용을 경험하게 되고, 누적된 문제가 움직임 제한과 통증을 만들어 내기 때문에 이러한 문제 해결에 집중할 필요가 있다.

 좋은 자세는 우리가 움직일 때 최소한의 근육 활동과 관절에 부하를 줄여주어 근골격계의 손상과 변형을 막아주고 인체의 구조물을 지지하며 보호하기 위해 균형 있는 상태를 말한다. 반대로 나쁜 자세는 근육 활동이 증가하고, 관절에 부하가 증가하여 움직임의 비효율을 만들게 되며 여러 문제들의 원인이 된다.

 이러한 보상작용에 따른 문제들은 모든 것을 변화 시킨다. 특히 통증은 우리 몸이 보내는 경고 신호와 같은데 신호등처럼 처음부터 빨간 불이 들어오는 것이 아니라 통증이 발생하기 전에 잘못된 정렬이나 자세 불균형 및 동작의 제한과 경직 또는 염증과 같은 경고 신호를 보내준다.

이러한 통증의 원인을 해결하지 않고 일시적으로 파스나 진통제와 같은 것으로 통증을 감춘다고 하여도 변화는 계속된다. 만일 계속 이러한 통증을 참으면서 일상생활이나 운동을 지속한다면 스트레스 호르몬이 증가하고, 면역력이 점점 약해지며, 운동이 오히려 독이 되는 악순환의 고리가 반복되고 결국 이는 부상으로 이어지게 된다.

특히 우리의 몸의 정렬은 줄다리기와 같아서 한 쪽의 근육이 약화되거나 짧아져 문제가 발생하면 보상작용으로 근육은 골격계의 균형을 유지하기 위해서 반대쪽 근육의 긴장이 더 심해지고 스트레스가 증가한다.

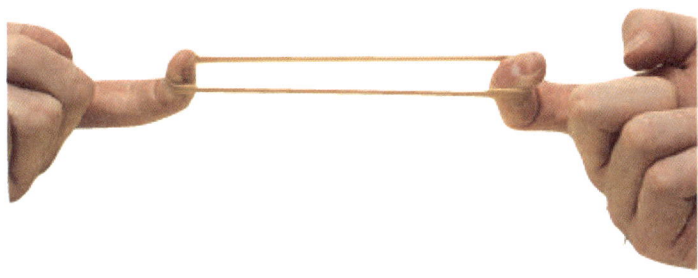

Muscle imbalance

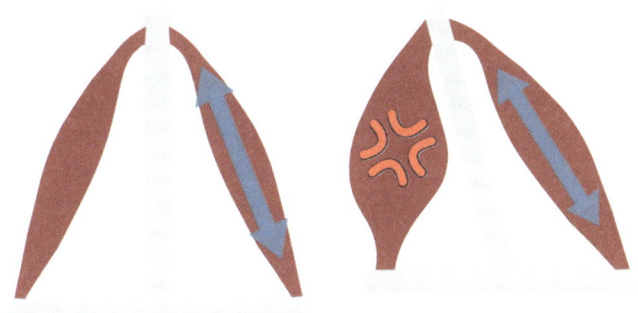

이상적인 자세란 무슨 의미일까?

이상적인 자세라는 것이 과연 가능할까? 이상적인 자세의 의미는 무엇일까?

지금 당장 주변을 둘러봐도 대부분의 사람들이 거북목이 아닌 사람을 찾아보기가 힘들고 어깨가 말린 라운드 숄더 또한 너무 흔하다. 오히려 이상적인 자세가 아닌 사람을 찾아보기가 어려운 것이 현실이다. 정상 범위라는 말이 있는 것처럼 사람마다 각자의 개인차는 물론 존재하겠지만 이상적인 자세의 의미는 평가의 기준이 되는 것을 말하며, 기준에서 벗어나면 문제를 일으킬 수 있을 가능성이 높고, 문제가 이미 발생했다면 원인이 되기 때문에 이를 관찰하여 해결 방법을 결정하는데 단서로 활용하기 위해서이다.

 그렇기 위해서는 우리는 전면, 좌/우 측면, 후면의 4가지 방향의 모습을 관찰해야 하며 각 면에서 보이는 이상적인 정상 범위를 벗어난 부분의 문제와 전체에 문제를 종합적 고려하여 판단을 내려야만 한다.

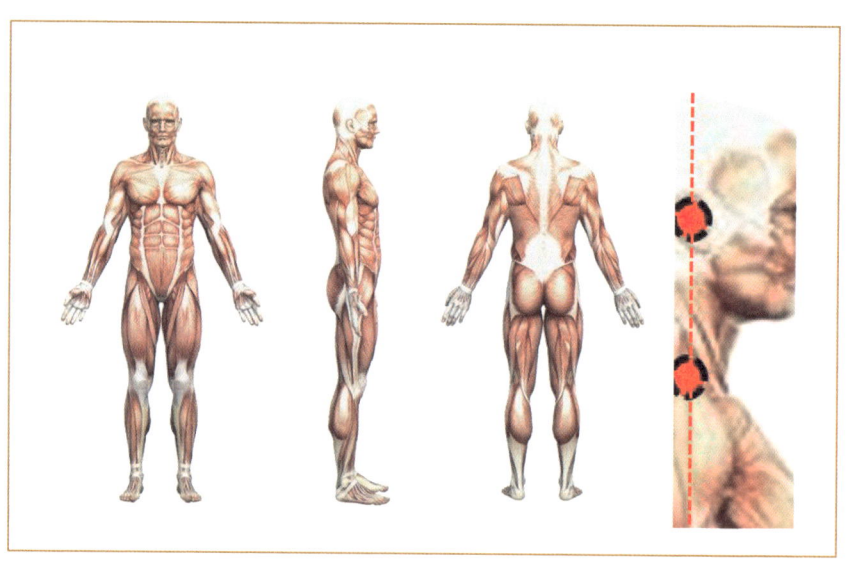

(단. 예외가 있을 수 있다.)

그런데 꼭 왜 4가지 방향이나 봐야 하는 이유가 있을까. 여기 한 가지 예시 사진을 보면서 어느 부분에 문제가 있는지 살펴보도록 하자.

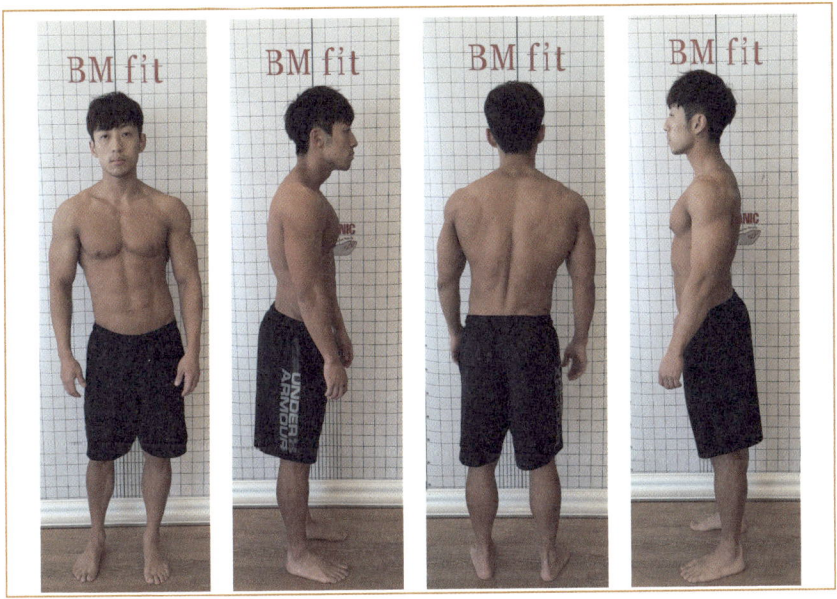

 예시 사진을 보면 전면에서 보이는 문제점들과 후면에서 보이는 문제점들의 포인트가 명확하게 다르게 보이지만 좌/우 측면에서 본 사진에서는 전면과 후면에서의 문제점이 잘 나타나지 않는다. 각 면에서 보이는 문제점들의 포인트가 다르기 때문이다. 이러한 경우 좌우 측면에서 본 골반의 불균형으로 인한 몸의 회전을 관찰할 수 있기 때문에 전후좌우 각각의 보이는 면에 따라 관찰할 수 있는 주요 포인트를 중점적으로 4가지 면을 모두 관찰하는 것이 필요하다.

이상적인 자세란 무슨 의미일까?

이러한 평가에는 기준이 필요하고 어떠한 기준이 있는지를 정확히 배우는 것이 바로 자세평가의 핵심이라고 할 수 있다.

측정 장비가 발달하고 있지만 아직까지 개발된 여러 자동 측정 장비들 역시 한계성이 있는데, 근육이 많이 발달하거나 지방이 많거나 옷을 입고 있는 경우 고가의 몇 억짜리 장비로 촬영을 한다고 해도 인체의 랜드마크들을 인지 못하는 경우가 많기 때문에 제대로 된 측정 결과를 얻기가 어렵다.

그렇기 때문에 이러한 문제점을 보완하기 위해서 결과적으로 측정할 때 랜드마크를 찾아서 마킹 또는 반사 스티커를 붙여 놓고 촬영을 하고 분석을 하면 좀 더 정확한 평가와 분석이 가능하다. 그러기 위해서 랜드마크들과 정적 자세평가 방법에 대한 체계적인 접근 방법에 대해 알아보도록 하자. 그리고 자세를 평가 후 운동을 지도하려면 운동사슬 (Kinetic chain, 인체 움직임 시스템)을 관찰해야 한다.

관찰을 체계화할 목적으로 고안된 운동 사슬 체크포인트는 4가지가 존재하는데 이 포인트 들은 첫번째. 발과 발목. 두번째. 무릎. 세번째. 허리-골반-엉덩이 복합체(LPHC). 네번째. 머리/경추 를 말하며, 전면, 후면, 측면의 각 관찰 포인트 들을 랜드마크와 기준을 머리속에 잘 정리해 두는 것이 필요하다.

그럼 이제 각 면의 기준들에 대해 살펴 보도록 하자

대표적인 랜드 마크

전면 랜드마크

- 흉골 상부 중앙 (Sternum of Top)
- 견봉 (Coracoid Process)
- 명치 (Anticardium)
- 배꼽 (Umbilicus)
- 전상장골극 (ASIS)
- 무릎 중앙 (Knee)
- 발목 중앙 (Ankle)

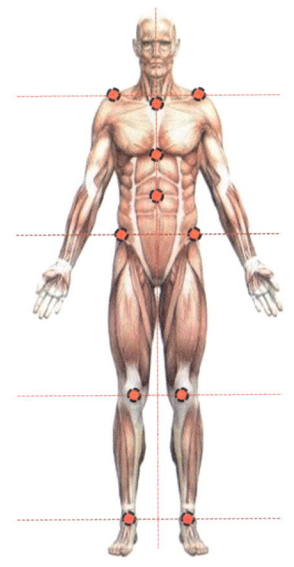

전면

- 발과 발목 : 일직선을 이루고 평행해야 하며, 납작하거나 외회전 되지 않아야 한다.
- 무릎 : 두번째 발가락과 같은 곳을 향하고 있어야 하고, 안쪽이나 바깥쪽으로 모음 되거나 벌림 되지 않아야 한다.
- LPHC : 골반이 동일한 횡단면에 있는 두 개의 ASIS와 수평이어야 한다.
- 어깨 : 편평함, 올라가거나 둥근 형태가 아니어야 한다.
- 머리 : 중립 자세이며, 한쪽으로 기울거나 회전된 상태가 아니어야 한다.

> **TIP**
> 가상선(Imaginary line)들이 이 양쪽 발뒤꿈치 중앙에서 시작해 하지와 골반의 중앙선, 몸통 그리고 머리뼈를 차례로 관통하며 각 랜드마크들이 좌/우로 수평 해야 한다

대표적인 랜드 마크

후면 랜드마크

- 척추 극돌기 (Spinous process of the spine)
- 견갑골 상각 (Superior angle of the scapula)
- 견갑골 내측연 (Medial border of the scapula)
- 견갑골 하각 (Inferior angle of the scapula)
- 팔꿈치 주두돌기 (Olecranon process of the elbow)
- 후상장골극 (PSIS)
- 엉덩이 주름 (Buttock crease)
- 무릎 뒤쪽 주름 (Knee creases)
- 종아리의 후면 중심선 (Midline of the calf)
- 아킬레스건의 후면 중심선 (Midline of the achilles tendon)

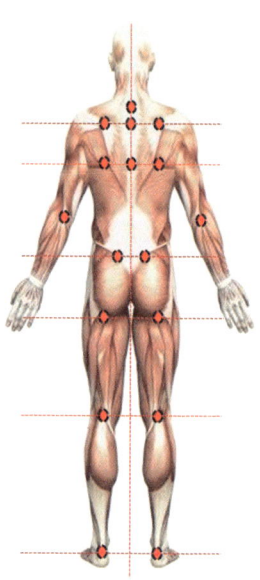

후면

- 발과 발목 : 발뒤꿈치가 일직선이며 평행하고, 안쪽으로 모음 된 상태가 아니다.
- 무릎 : 중립자세로 안쪽으로 모음 되거나 바깥쪽으로 벌림 되지 않는다.
- LPHC : 골반이 동일한 가로면에 있는 2개의 PSIS와 수평이여야 한다.
- 어깨/어깨뼈 : 수평이며, 올라가거나 뒤로 처지지 않은 상태이다.(견갑골 내측연이 서로 평행하고 척추 극돌기에서 약 3~4인치 정도 떨어져 있다)
- 머리 : 중립 자세이며, 한쪽으로 기울거나 회전된 상태가 아니여야 한다.

※ Tip : 가상선이 양쪽 발뒤꿈치 중앙에서 시작해 하지와 골반의 중앙선, 척추 그리고 머리뼈를 차례로 관통하며, 각 랜드마크들이 좌/우로 수평 해야 한다.

대표적인 랜드 마크

측면 랜드마크

- 외이도 (external auditory meatus)
- 상완골두 (Anterior humeral head)
- 대전자 (Greater trochanter)
- 슬개골 뒤쪽 (Just behind the patella)
- 측면 복사뼈 (Through the lateral malleolus)

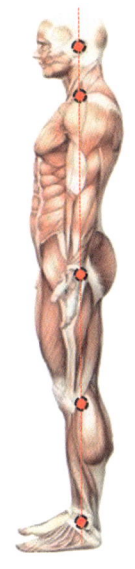

측면

- 발과 발목 : 중립 자세, 다리가 발바닥과 직각을 이룬다.
- 무릎 : 중립 자세, 굴곡 상태나 과신전 상태가 아니다.
- LPHC : 골반이 중립 자세, 전방 경사나 후방 경사 상태가 아니다.
- 어깨 : 중립, 흉추후만 이거나 지나치게 둥그렇지 않다.
- 머리 : 중립자세, 앞으로 과도하게 돌출되지 않는다

※ Tip : 가상선이 복숭아뼈의 약간 앞을 지나 무릎 측면을 지나, 대퇴부의 대전자를 지나, 어깨와 귀의 중앙을 차례로 관통하며 지나가야 한다.

자세에 영향을 미칠 수 있는 요인

정확한 자세평가를 위해서는 대상자가 취하고 있는 자세에 대해서 내적인 요인들과 외적인 요인들에 대한 변수들을 이해하고 고려해서 평가를 해야만 정확한 정보를 얻을 수 있고, 그에 맞춰 프로그램을 계획할 수 있다.

요인	예
해부학적 측면 (구조적 측면)	Sway Back(굽은 등), Lumbar Lordosis(요추 전만증), Thoracic kyphosis(흉추 후만증), Forward Head(거북목), Genu Valgus(외반슬), Genu Varus(내반슬) 등의 변화와 이러한 케이스의 복합적인 변화를 가지고 있는 경우 또한 있다.
연령 (유아, 성인, 노인)	자세와 체형은 특히 성장기에 아이들은 연령에 따라 차이가 많이 있는데 대표적으로 특발성 측만증은 청소년기에 발병률이 높으며, 근육의 크기로 경직도를 평가할 때는 젊은 성인과 노인의 경우에 차이를 고려해야만 한다.
생리학적 측면	자세에서 생리학적인 변화 또한 고려가 필요한데 특히 여성의 경우 생리 기간의 경우 혈액량의 증가로 자세가 구부정하게 되고, 통증과 불편함을 억제하기 위한 자세를 취하기 때문에 자세의 변화가 유발될 수 있다. 이처럼 임신과 같은 병리학적 변화 또한 10개월이라는 기간 동안만이 아닌 출산 이후에도 영구적인 보상 작용 문제를 유발하기 때문에 체계적인 관리 프로그램이 필요하다.
병리학적 측면	질병으로 근육이나 관절이 약해지거나, 뼈나 관절의 손상이 있는 경우 자세에 영향을 미칠 수 있다(ex. 골절, 골연화증 등). 이러한 경우 통증이 발생하고 우리 몸은 불편함을 보상작용을 통해 최소화하기 위해 자세 변형을 유발한다(ex. 뇌졸증, 파킨슨 환자는 사지와 몸통의 긴장이 증가하기도 하고, 근육량이 감소하기도 한다). 그렇기 때문에 문진 평가가 중요하며 기본적인 병리학에 대한 공부 또한 필요하다.

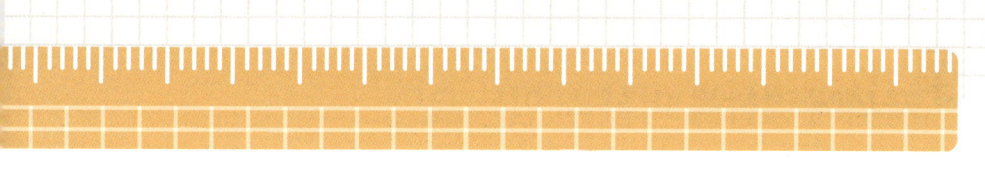

요인	예
여가적 측면	골프나, 테니스, 배드민턴 같은 라켓 스포츠나 사이클이나 바이크를 타거나 혹은 클라이밍이나 철인 3종 경기와 같은 고강도 운동을 하는 경우 또한 고려해야 될 측면 중 하나다.
직업적 측면	좌식생활을 많이 하는 사무직이나 서서 일을 많이 하는 미용사나 스튜어디스 같은 서비스 직이나 장시간 앉아서 운전을 하는 직업군 혹은 반복된 동작을 하는 요리사나 운동선수인 경우에도 고려 해야 하는 자세 체형적인 문제가 달라질 수 있다.
환경적 측면	자세와 체형은 온도와 환경에 영향 또한 많이 받습니다. 고온이거나 습하거나 너무 춥거나 건조함에 따라 자세가 경직되기도 하고 이완되기도 하기 때문에 이러한 외부 환경에 영향 또한 고려해야만 한다.
사회적, 문화적 측면	서양과 동양의 가장 큰 사회적, 문화적 차이 중 하나가 바닥에 다리를 꼬고 앉거나 요즘은 많이 없어졌지만 과거 화장실 바닥에 쪼그려 앉아야 했던 문화적 측면의 영향이다. 이러한 부분도 자세의 변화에 영향을 미치기 때문에 고려해야만 한다.
감정적 측면	몸의 문제가 자세에 나타나는 것처럼 반대로 심리적인 감정적 문제가 자세에 영향을 미치기도 하는데 "FBI 행동의 심리학"이라는 책에서도 무의식적으로 나타나는 비언어적 행동들이 이러한 감정 상태 들을 나타내는 케이스들을 알려준다. 예를 들면 슬퍼하면 흐느끼며 몸이 이완되고, 화가 나면 몸이 경직된다. 특히 통증이나 경직으로 공포를 느끼거나 부상을 당했던 경험이 있다면 이러한 유사 상황에 처하게 되면 방어적인 자세와 체형이 나타나게 된다.

자세에 영향을 미칠 수 있는 요인

자세평가 시 고려해야 할 점은 이러한 신체의 뼈나 근육, 관절의 정렬 상태 만이 아니라 근막에 대해 이해하고 고려하는 것이 중요하다. 근막은 전신에 걸쳐 유기적으로 연계되어 있는데 3차원적인 그물망을 이루고 있으며, 스웨터의 실타래처럼 우리 몸을 한쪽 끝에서 반대쪽 끝까지 연결하고 있어 신체의 장기와 근육, 조직들을 감싸서 연결해주고 보호해주며, 지지 역할을 수행하며 통합적인 근막계를 형성하고 있는데 이러한 근막을 구성하는 연부 조직인 건, 인대, 점액낭, 관절낭들이 구축이나 유착이 유발돼서 한쪽에 문제가 생기면 전체 또는 반대쪽에까지 문제를 일으키기도 하고 통증을 유발하여 자세를 변형 시키는 원인이 되기도 한다.

이처럼 자세평가에서 근막의 중요성을 인지하고 있어야 하며, 이러한 문제를 일으키는 주원인이 바로 체형 불균형과 잘못된 자세들 문제, 정신적인 스트레스, 반복된 특정 부위의 과사용과, 스포츠 손상 등이 대표적이며, 그로 인해 역학적 스트레스와 과부하나 압박이 가해져서 외상이나 열상과 같은 조직손상이 일어나기 까지 할 수 있다.

또한 근막은 피부와 피부밑에서 몸의 대부분을 덮고 있으며, 근육뿐만 아니라 신경 및 혈관을 감싸고 있으며, 주변에 있는 내부 장기를 감싸고 지지하며 고정시키는 역할을 수행한다.

그 종류로는 표층 근막, 심층 근막, 근상막, 근외막, 근내막으로 구분이 되며, 중요한 역할 중 하나가 바로 근육의 수축 시 수축력을 증가시키기도 하고, 몸의 균형을 위해 보상작용으로 근육의 외부의 힘을 제한하는 것일 때 너무 과도한 제한인 경우 역효과를 초래하기도 하고 문제가 생겨 유착이 발생할 경우 자유로운 움직임을 방해하기 때문에 이러한 근막의 유착은 기능 회복을 위해서는 반드시 제거해야만 한다.

이러한 지속적 또는 병적으로 단축된 조직들을 보호 차원에서 더 이상 근 수출을 할 수 없고, 신장에도 저항하여 근력을 약화 시키고, 유연성을 감소시키기까지 한다. 또한 근막의 문제가 근육의 문제를 만들어 근육은 능동적으로 또는 수동적으로 짧아지게 될 수 있는데 만성적인 수동적 단축은 평소 자세와 습관에 영향을 가장 많이 받고, 능동적 단축은 의도적으로 하는 과부하로 운동이 대표적인 예로 들 수 있으며, 과도한 신장에 대한 방어적인 수축으로 나눌 수 있는데 이러한 경우에도 제대로 역할을 수행할 수 없기 때문에 운동을 지도하기 위해서는 이러한 문제를 해결해야만 한다. 그렇기 때문에 근막이완술 또한 필수 적으로 알고 있어야 하고, 또한 근막 경선 해부학에 대해서도 공부해야 할 필요성이 잇다. 이러한 지식과 정보들을 기반으로 자세평가를 통해 어떠한 부위에 이러한 테크닉을 적용해 주어야 하는지 파악하는 데 단서를 얻을 수 있다.

이러한 근육 불균형을 이해하려면 또한 "Kendall"에서 말하는 자세유지근과 위상근이라는 개념에 대한 이해가 필요한데 여기서 말하는 자세유지근이란 우리가 이상적인 자세는 중력에 대항해야만 하기 때문에 하루 24시간 중 잠깐 동안만 유지해서 되는 것이 아니라 지속적으로 계속 유지가 되어야만 하는 부분인데 주로 지근으로 구성되어 있는 자세유지근은 과사용 되거나 또는 타박상을 입거나, 사용하지 않아도 근육이 짧아지거나 단축되려는 성질을 가지고 있으며, 이와는 반대로 위상근이라고 불리는 근육은 주로 속근으로 구성되고 움직임에 적합한 근육을 말하는 개념으로 자세유지근과는 반대로 약화되거나 늘어나는 경향을 가지고 있기 때문에 쉽게 피로해지며 서로 상호 길항 작용을 하는데, 이러한 균형 상태에 문제가 생겨 이상적인 자세에서 벗어난 근골격계의 불균형과 관절의 불안정성이 유발돼서 통증이나 부상으로 이어지게 된다.

 이러한 자세와의 관계들이 상지 교차 증후군과 하지 교차 증후군이라고 불리는 증후군들과도 연관되며 곧바른 자세와 건강과의 상관관계 또한 밀접하다고 할 수 있기 때문에 자세평가 시 꼭 고려되어야만 한다.

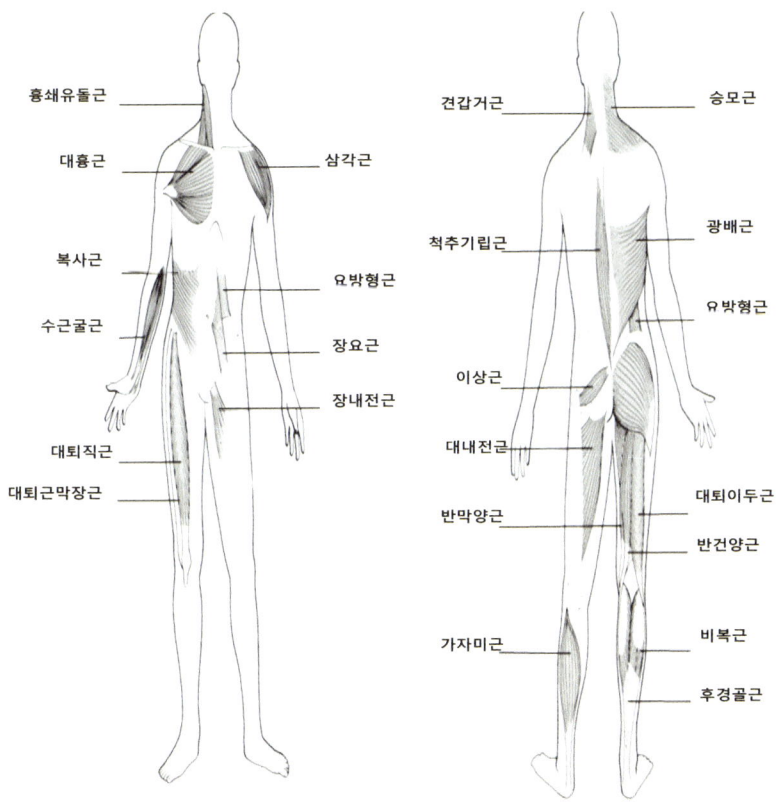

(A) 신체 전방에 위치한 주요한 자세유지근   (B) 신체 후방에 위치한 주요한 자세유지근.

평가 시간의 효율성

일반적으로 피트니스에서 첫 번째 OT 수업의 시간은 약 50분이다.

이 과정에는 건강 기록표 작성 및 인바디 검사를 포함하여 체력 및 운동의 목표 등 해야 할 것이 너무 많이 있기 때문에 자세평가를 하는데 많은 시간을 투자하기 어렵다. 자세평가하는 데에 걸리는 시간이 처음에는 20~30분이 소요되겠지만, 연습을 통해 숙달된다면 전면, 측면, 후면 4가지 면을 모두 평가하는데 5분이면 충분히 할 수 있으며, 인바디 검사 전에 4가지 면을 사진을 찍고 인바디를 측정하고 문진표를 작성하는 동안 분석을 하면 효과적으로 시간을 활용할 수 있다.

또한 일반적으로 자세평가는 처음에 서서 평가를 기본으로 하지만 이러한 평가뿐만 아니라 상황에 따라 앉아서 평가하는 방법, 누워서 평가하는 방법 등 동작 별로 분석하는 방법을 공부하여 알고 있다면 그러한 상황에 맞춰 더 효과적이고 정확한 평가를 할 수 있기 때문에 시간을 효율적으로 사용할 수 있다.

그리고 이러한 평가는 운동 전에만 하는 것이 아니라 중간에 다시 하기도 하는데 왜냐하면 처음에 발견하지 못했던 문제가 운동 중간에 체력이 떨어지면서 나타나기 시작되고 이러한 문제가 곧 부상의 원인이 되기 때문에 중간에 평가를 다시 해야 되는 경우 또한 있다. 주로 이러한 중간 평가는 정적 자세평가보다는 동적 움직임 평가를 활용하는 경우가 많고, 운동이 다 끝나고도 다시 재평가하면 구체적으로 어느 부분에 문제가 있는지 이해하게 될 뿐 아니라 프로그램을 어떻게 조절해야 하는지 방법을 알려 주기도 한다.

그리고 동작 분석 시에는 맨몸을 기준으로 하지만 최종적으로는 무게나 속도를 더해서 근력의 한계와 지구력, 운동신경제어 능력의 안정성과 협응력에 대한 통찰력을 얻을 수도 있으며, 이러한 정보를 하나하나 연결하여 가장 효율적인 프로그램을 구성해 내야 한다.

자세평가를 준비해보자

정확한 자세평가를 위해 고려해야 하는 점과 준비해야 하는 것이 무엇이 있을까?

외부 환경에 영향을 받지 않을 수 있는 조용하고, 너무 춥지도, 덥지도 않은 독립적 공간이 있으면 좋고, 전신 거울이 있으면 좋지만 사방이 거울인 경우는 오히려 좋지 않다. 또한 몸에 보드 마카나 마킹 스티커를 활용하면 쉽게 랜드마크를 표시할 수 있어서 검사의 정확도를 높일 수 있으며, 자세평가표와 포스처 스크린을 활용하여 사진을 촬영하고, 기록하며, 평가 결과를 설명할 때 골격근의 모형을 활용하여 설명해 주면 더욱 효과적으로 이해를 도울 수 있다.

이외에도 족저경이나 인체 부위별 각 모형 등이 있다면 이를 활용해 더 많은 정보를 얻기도 하고, 전달할 수 있어 준비과정 또한 매우 중요하다.

- 독립된 공간
- 보드 마카 or 마킹 스티커
- 포스처 스크린
- 족저경 (족저압 분석)

- 전신거울
- 자세평가표
- 골격모델

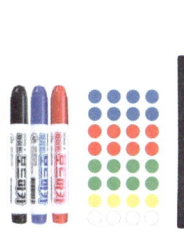
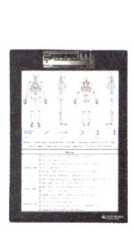
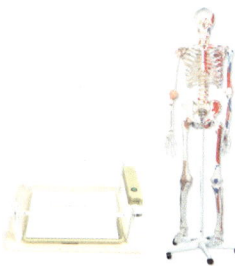
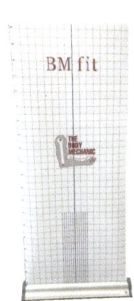

Posture evaluation

Chapter 2

자세평가의 시작

- 자세평가 차트
- 전면 자세평가
- 측면 자세평가
- 후면 자세평가

자세평가의 시작

자세평가를 할 때 어떠한 기준을 가지고 살펴보아야 할까? 아래 몇 가지 예시 사진들이 있다 이 사진들은 무슨 기준에서 이렇게 측정이 되었을까? 지금부터 이러한 정렬의 기준들에 대해 알아보고, 관련 차트를 작성하기 위한 세부 내용에 대해 알아보도록 하자.

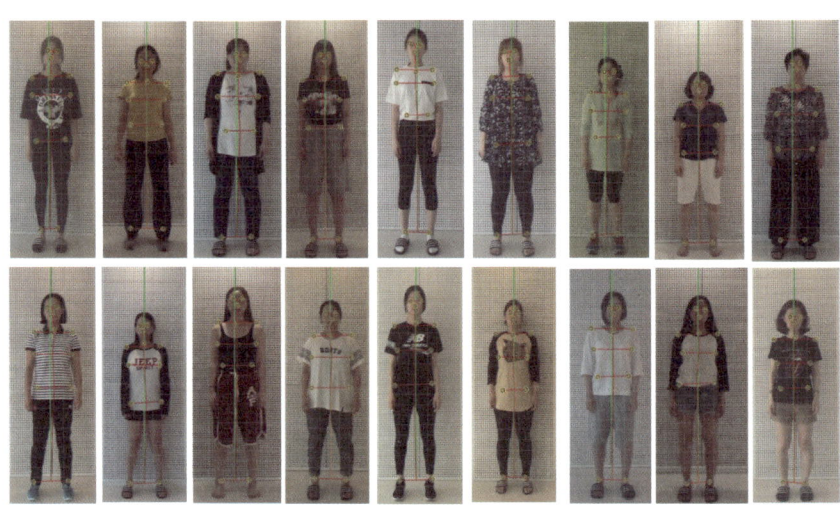

고객의 신체에 고려사항	
전체적인 자세	· 체중이 좌/우 균등하게 지지가 되고 있는지, 아니면 한쪽으로 기울어져 있는지 · 고객의 좌/우 또는 앞/뒤의 균형이 잘 잡혀 있는지, 아니면 불균형 한지 · 고객의 무게 중심이 좌/우 또는 앞/뒤로 흔들리고 있는지
신체 각 부분의 정렬	· 가운데 중심선에 머리가 위치해 있는지 · 좌우 골반의 중심에 흉곽이 위치해 있는지 · 몸통을 기준으로 좌/우 균일한 거리에 사지가 위치해 있는 · 신체의 각 부분들의 정렬 상태가 바르게 되고 있는지
뼈의 정렬	· 뼈의 변형이나 손상이 있는지
관절의 위치	· 관절의 부종이나, 경직 또는 정렬상태 이상이 있는지
근육의 상태	· 근육의 좌/우 크기가 동일한지, 아니면 불균형 한지 · 근육이 위축되거나, 비대해진 것이 있는지
피부 상태	· 피부에 흉터나 멍, 부종 등이 있는지 · 피부의 건조함, 각질, 변색 상태 등이 있는지

자세평가 차트

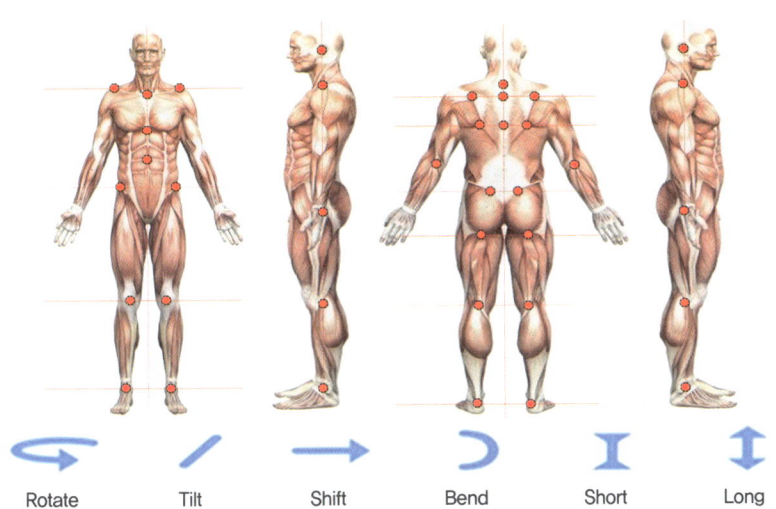

Rotate Tilt Shift Bend Short Long

Wryneck / Forward Head / Round Shoulder / Flat Back / Sway Back / Kyphotic Lordotic /
Hyper Lordosis Lumbar / Valgus Knee / Varus Knee / Back Knee / Flat Foot / Over Pronation

	Objective
Anterior view	① 머리가 기울거나 회전하지 않고 정면을 보고 있는가? ② 어깨가 같은 높이에 있는가? ③ 배꼽은 오른쪽이나 왼쪽으로 치우치지 않고 중앙에 위치 했는가? ④ ASIS 가 같은 높이에 있는가? ⑤ 대퇴골의 내회전,외회전이 없고, 좌/우 대퇴의 크기가 같은가? ⑥ 무릎과 슬개골이 앞쪽을 향하고, 같은 높이에 있는가? ⑦ 안쪽 복사뼈는 같은 높이에 있고, 발은 중심에서 약간 바깥쪽으로 향해있는가?
Lateral view	① 발목, 무릎, 고관절, 골반, 어깨, 귓볼이 일직선 인가 : ② 흉부, 복부근, 허리근육이 적절한 긴장도를 가지고 있는가? 흉부(　　), 복부근(　　), 허리근육(　　) ③ 슬관절이 곧거나 굴곡되어 있거나 또는 과신전 되어 있는가?
Posterior view	① 어깨가 수평이며 머리가 중심에 있는가 : ② 견갑상각과 견갑하각이 수평에 있는가 : ③ 제7경추 부터 추선을 떨어뜨려 그 선이 둔부 사이를 통해 지나는가 : ④ 아킬레스건 양쪽이 종골쪽으로 곧게 내려가는가 :

전면 자세평가 (Anterior Postural Assessment)

1. 얼굴 (Face)

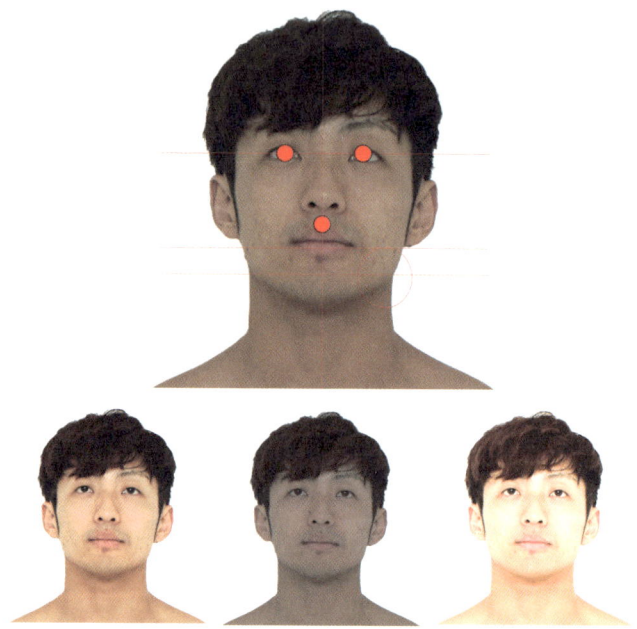

첫인상을 결정하는 얼굴은 건강 상태에 따른 다양한 정보를 제공하는데 특히 대칭인지 비대칭인지 관찰해야 하는데 턱관절(TMJ) 장애로 인한 비대칭인 경우가 많이 있기 때문에 신경 써서 관찰해 주어야 한다.

얼굴은 건강 상태에 따라 피부 톤과 건조한지, 촉촉한지, 영양상태, 얼굴의 낯빛이 창백한지, 어두운지, 노란지, 피로한지, 생기 있는지, 부어 있거나 문제가 있지 않은지 확인 확인해야 한다. 그리고 얼굴 표정에서도 많은 정보를 얻을 수 있다. 얼굴에서 경직이나 통증, 근심이 있어, 어색함은 없는지, 편안한 얼굴인지 관찰한다.

그리고 무의식적으로 보이는 평소 잘못된 습관이나, 패턴은 없는지 확인해야 하며, 중량을 다루는 운동을 많이 하거나, 육식을 많이 하는 경우 이를 꽉 물어 또한 한쪽 광대뼈에 붙어 있는 근육은 도드라져 있지 않은지, 교근이 커져 있지 않은지 관찰해야 한다.

2. 머리 위치와 근육의 긴장도 (Head Position & Muscle Tone)

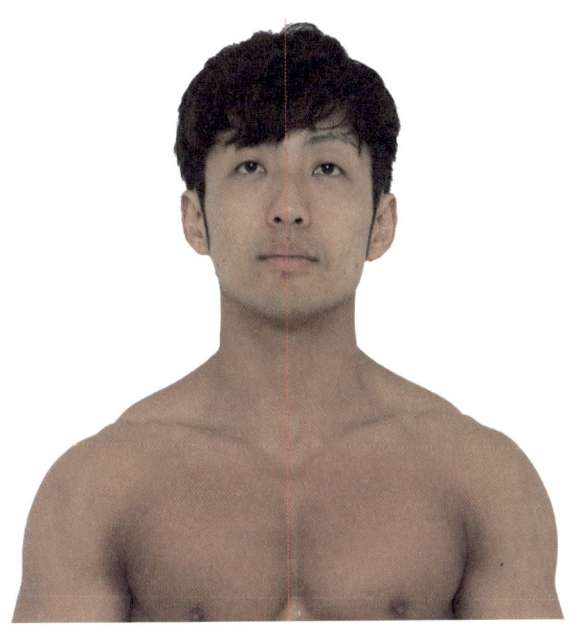

머리가 기울거나 회전하지 않고 정면을 보고 있는지, 미간, 코, 흉골, 배꼽이 중앙선에 위치하고 있는지, 머리가 회전되어 있거나 회전되어 있지 않은 상태로 심하게 바깥쪽이나, 한쪽으로 치우치지 않았는지, 흉쇄 유돌근이나 사각근의 근 긴장도가 높아져 있지는 않은지, 기울어져 있지는 않은지, 사경(torticollis)이 있는지 체크해야 하며, 반대로 근긴장이 위축으로 인해 감소해 있지는 않은지 체크해만 한다. 머리 위치가 문제가 있다면, 대상자의 목에 부하가 받게 되면서 통증 및 손상을 받을 수 있다.

전면 자세평가 (Anterior Postural Assessment)

3. 쇄골뼈 (Clavicles)

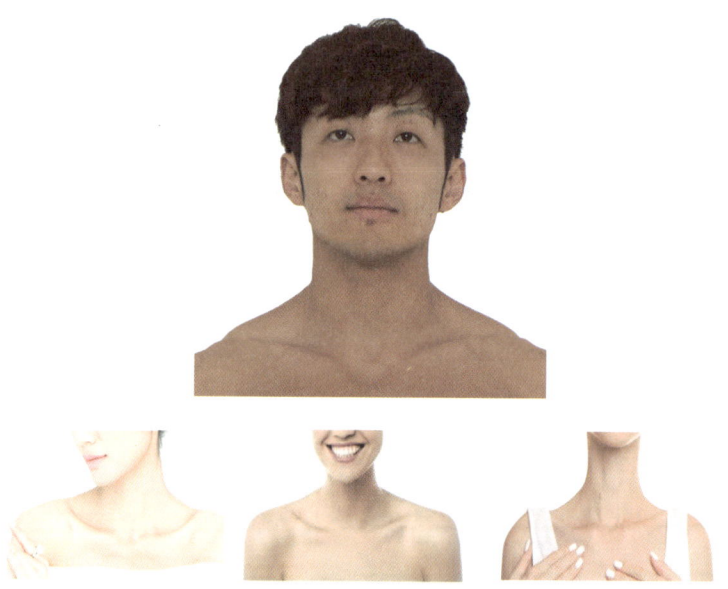

언말 시상식에 어배우들이 드레스를 입고 자태를 뽐내는 장면을 보면 꼭 나오는 말이 목과 어깨가 연결된 쇄골이며, 이 쇄골이 반듯하고, 예쁘면 쇄골 미인이라는 말이 있다. 쇄골은 해부학적으로 어깨를 몸통과 연결해주는 유일한 관절로, 안쪽보다 바깥쪽이 비스듬하게 약간 올라가는 것이 정상이다. 하지만 대부분 좌 / 우 높이의 불균형이나, 회전하여 도드라져 보이는 경우가 많이 있다.

4. 어깨 높이 (Shoulder Level)

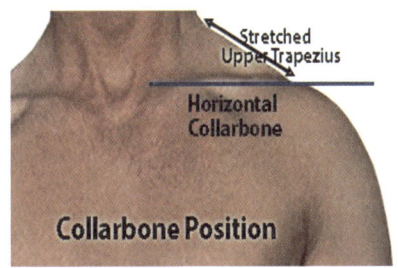

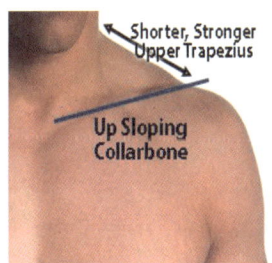
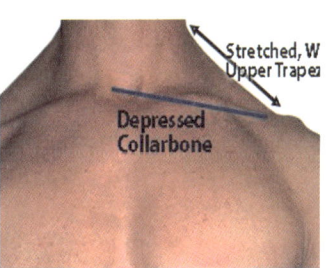

정상적인 경우 어깨는 거의 수평에 가까운 일직선의 모양이어야 하는데 잘못된 자세나 부상으로 목이나 어깨에 경직이나, 통증이 있으면 손상으로 이를 보상하기 위해 어깨를 위로 올린다.
어깨관절의 부상으로 부분 탈구가 있는 경우에는 어깨가 아래로 내려가 있는 것이 관찰되기도 한다.
또한 거북목처럼 목의 위치 변화에 의해서도 영향을 받기도 하고, 팔의 위치 변화에 의해서 역학적인 부하가 증가해서 이를 보상하기 위해 승모근이 긴장을 해서 어깨의 높이가 높아지는 경우 또한 있을 수 있다.

전면 자세평가 (Anterior Postural Assessment)

5. 굽은 어깨 (Round Shoulders)

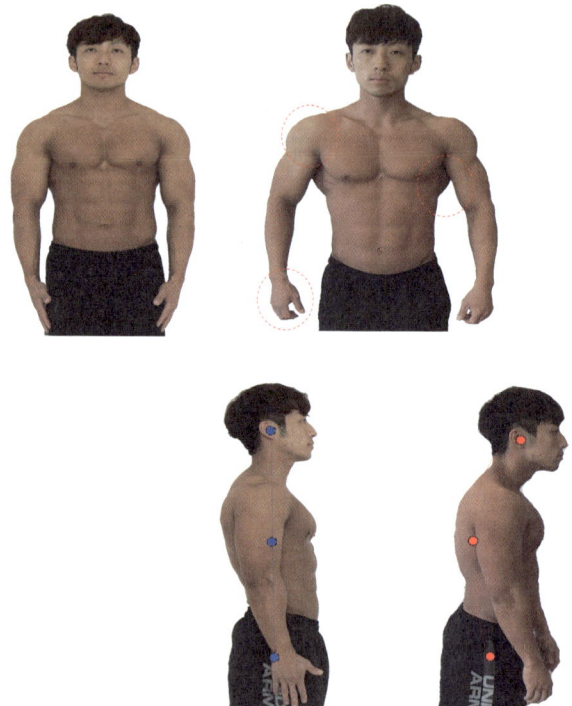

굽은 어깨는 대상자의 팔이 내회전 되어 있으며, 전면에서 보면 어깨가 도드라져 보이며, 손가락이 엄지와 검지만 보여야 하는데, 굽은 어깨의 경우 손등이 보이며 관찰될 수 있다. 또한 전면보다는 측면에서 관찰하면 쉽게 관찰할 수 있다. 측면에서 관찰했을 때 어깨가 안쪽으로 내회전 되어 있으면 등이 굽어 보이고, 손의 위치도 변하고 후면 평가에서도 관찰된다.

첫 번째 사진에 비해서 두 번째 사진에서 이 남성의 왼쪽 손과 오른쪽 손을 비교해 보면 왼쪽 어깨가 더 내회전해서 굽은 정도가 심한 것을 관찰할 수 있다. 그리고 굽은 어깨는 등이 굽고 (kyphotic postures) 전면 가슴에 있는 근육들과 상완골 내회전근이 짧아져 있으며 이두근의 단축으로 어깨 전면에서 충돌 증후군이 발생하기도 한다.

6. 흉부와 복부 (Chest & Abdomen)

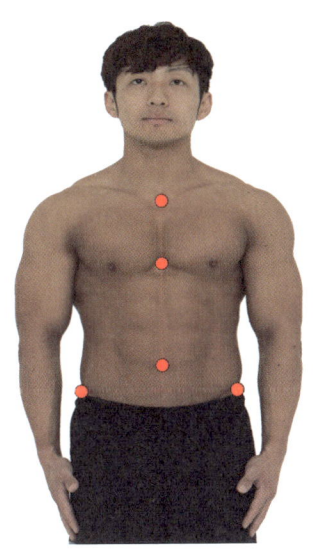 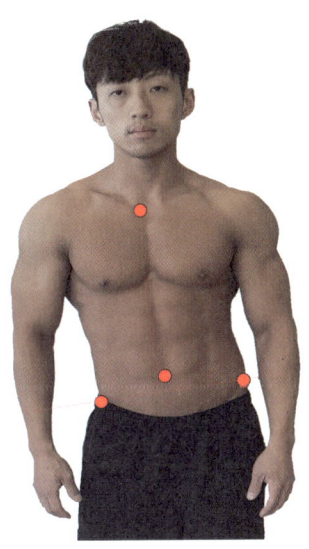

앞서 머리의 기울기나, 회전, 어깨의 높낮이 등을 관찰하였다면, 흉부에서는 어떠한 것을 관찰할 수 있을까? 정상적인 정렬 상태라면 흉골과 명치 배꼽이 일직선상에 있으며 중앙선에 위치해 있어야 하며, 골반이 정면을 바라보면서, 전상장골극(ASIS)이 수평이여야 한다. 그런데 랜드마크들을 기준으로 살펴보면 몸이 한 쪽으로 이동해 있고, 골반의 한 쪽이 높은 것을 관찰할 수 있다. 또한 배꼽이 한쪽으로 치우쳐져 있는 것을 볼 수 있다. 이러한 배꼽의 위치 변화는 장요근의 단축이나, 요방형근의 단축의 원인으로 인한 보상 작용인 것일 수 있기 때문에 다양한 각도에서 체형을 관찰하고 평가하는 것이 중요하다.

전면 자세평가 (Anterior Postural Assessment)

7. 팔 & 손 & 손목 (Arm & Hand & Wrists)

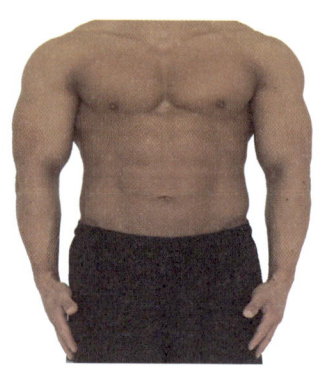

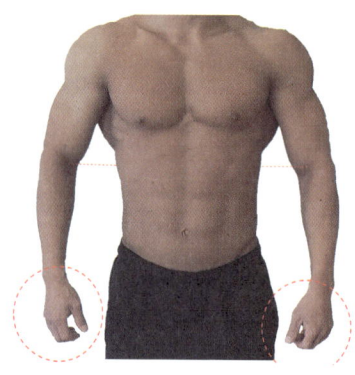
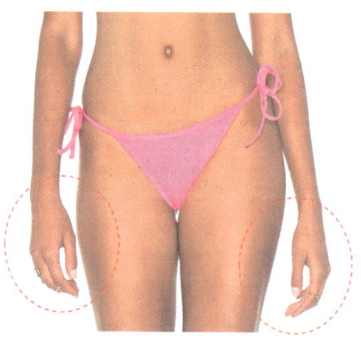

전면 자세평가에서 몸의 중심 축이 되는 머리와 몸통의 관찰과 평가가 끝났다면 다음은 사지의 팔과 손에 대한 관찰이 필요하다. 여기서 상지에 위치를 관찰해 보면 첫 번째 사진보다 두 번째 사진을 보면 팔이 몸통에서 많이 떨어져 있는 것을 관찰할 수 있고, 양손을 살펴보면 손가락을 구부리거나 회전해 있는 정도가 차이가 보이는 것을 관찰할 수 있다. 또한 손목이 요골이나 척골 쪽으로 꺾여 있지는 않은지 또한 관찰해야 하며, 손가락이 구부러져 있다면 손가락 마디가 부어 있거나, 염증이 있어 근 위축이 온 것은 아닌지, 혈액 순환 장애로 변색돼 있는지 또한 관찰하는 것이 필요하다.

8. 골반 경사 (Pelvis Tilt)

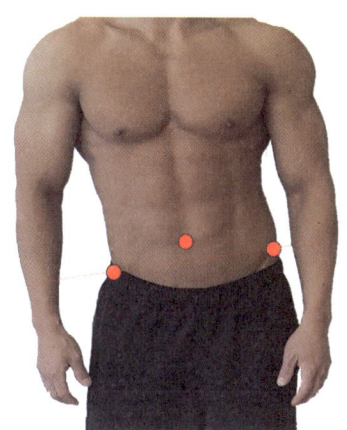 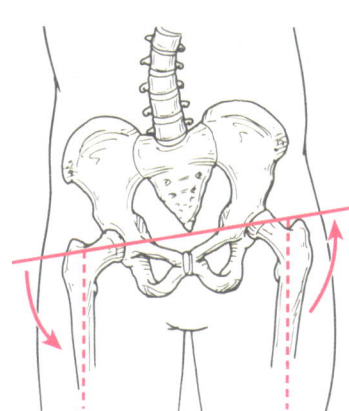

전면에서 골반의 전상장골극(ASIS)의 위치 확인을 통해서 골반의 전방 경사나 후방 경사, 가쪽 경사 등을 확인해 보아야 한다.

예시를 보면 모델의 왼쪽 엉덩이가 올라가 있고, 전상장골극의 높이가 오른쪽보다 높으며, 왼쪽 요방형근이 오른쪽보다 짧아져 있다.

오른쪽 내전근들이 짧아져 있어 오른쪽 고관절이 내회전되어 있으며, 반면 왼쪽 엉덩이는 중둔근에서 단축이 나타나 외회전이 나타난다.

전면 자세평가 (Anterior Postural Assessment)

9. 골반 돌림 (Pelvic Rotation)

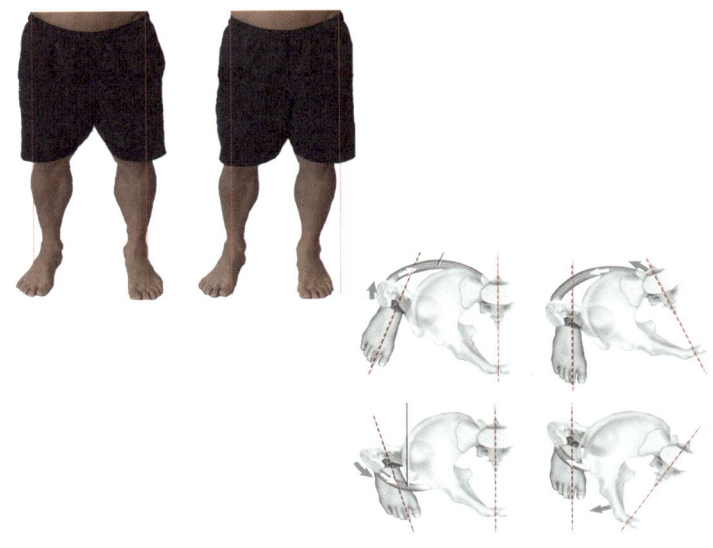

정상적인 골반이라면 양쪽 전상장골극의 정렬이 수평이어야 정상 골반이며, 무릎이 정면을 향하며, 발의 내측과 외측의 족저압의 분포가 균일해야만 한다. 만약 골반이 전체적으로 왼쪽으로 돌아가 있는 경우라면, 무릎이 따라서 같이 돌아가며, 발의 외측에 압력이 증가되며, 발의 내측은 압력이 감소되는 결과를 보일 수 있다.

10. 서기 (Stance)

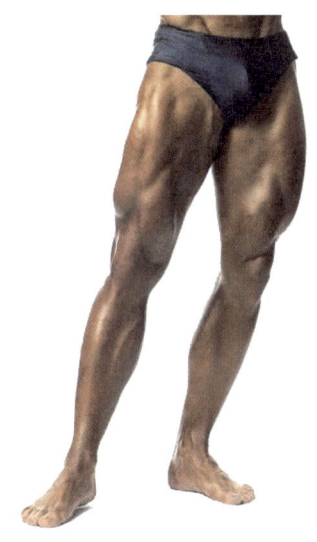

서있는 자세를 보면 각자 각양 각색의 모습으로 서 있는데, 바른 자세와 정렬 상태는 양쪽에 동일한 체중을 지지하고 서있는지, 바닥의 지지면을 넓게 해서 서있는지 확인 해야 한다. 하지만 잘못된 서있는 자세들은 한쪽 다리에 체중이 더 많이 실려 있거나, 다리를 꼬고 있는 경우 지지하고 있는 다리의 골반이 후방 경사 된 경우가 많이 있고, 반대편은 전방 경사되서 한쪽 발을 앞으로 내밀고 있는 경우가 있다.

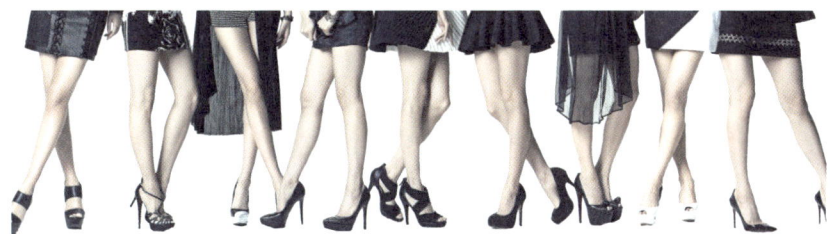

전면 자세평가 (Anterior Postural Assessment)

11. 내반슬 & 외반슬 (Genu Valgum & Genu Varum)

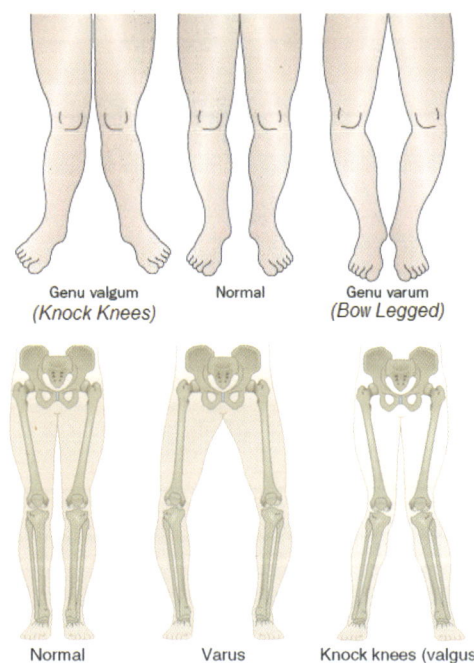

다리를 관찰할 때 대퇴골의 내회전 혹은 외회전이 없고, 발목이 일직선을 이루며 좌/우가 평행해야 하며, 내회전이나 외회전 되지 않아 있어야 하는데, O자 다리의 경우 무릎이 외회전한 경우로, 무릎 안쪽에 압력이 증가되고, 햄스트링과, IT 밴드가 길어지며, 박근과 반막양근, 반건양근이 짧아진 상태인 경우가 많으며, X자 다리는 무릎이 내회전한 경우로, 무릎 바깥쪽 압력이 증가되고, 반대로 반막양근, 반건양근, 박근이 길어진 경우이며, IT 밴드와 햄스트링이 짧아진 상태인 경우 발생할 수 있다.

12. 근육 크기 (Muscle Bulk)

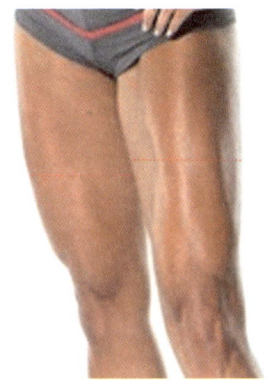
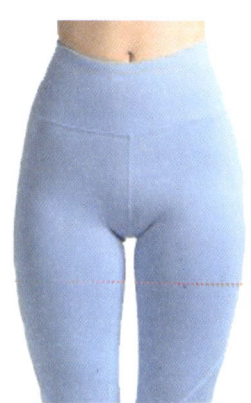

서있는 자세에서 또한 관찰해야 하는 부분 중에 하나는 양쪽 다리의 허벅지 근육의 긴장도와 크기를 비교하는 것이다. 예를 들어 한쪽 다리의 근육 크기가 증가되어 있다면 운동을 한쪽으로 많이 하였거나, 일상생활에서 많이 사용하거나 잘못된 체중 지지 자세로 한쪽 다리로 체중을 더 지지한다는 것을 의미할 수 있다.

반대로 한쪽 다리가 비정상적으로 작아져 있다면 근육 위축을 의심해 볼 수 있으며, 부상으로 인한 하지의 고정이나 장기간의 침상 생활을 한 경우 문제가 발생할 수 있다.

전면 자세평가 (Anterior Postural Assessment)

13. 무릎의 회전 & 슬개골의 위치
(Rotation at the Knee & Patellar Position)

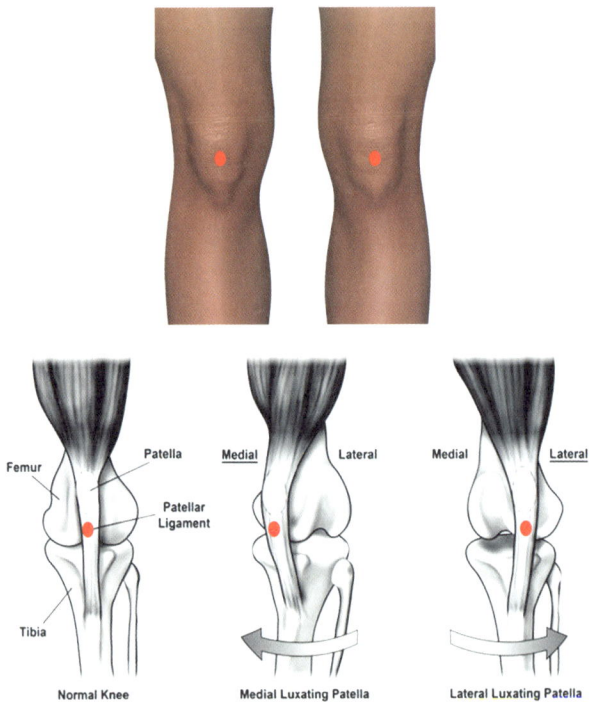

골반과 다리의 대퇴골을 관찰하였다면 이번에는 무릎을 살펴보아야 한다. 슬개골은 대퇴사두근뿐만 아니라, 내전근이나, 대퇴근막장근과 같은 다른 구조물들과 연결되어 있기 때문에 근육이나 근막의 유착으로 인한 긴장 증가로 슬개골 위치에 변화를 줄 수 있다.

예를 들면, 대퇴근막장근이나, 외측광근의 긴장이 증가하면 슬개골의 비정상적인 외측 활주가 하면서 나타나고 외측 경골과 비골의 비틀림이 되어있는 경우이며, 내전근이나, 내측광근의 긴장이 증가하면 비정상적인 내측 활주가 나타날 수 있고, 내측 경골이 비틀려 있다. 무릎을 과신전 채로 서 있는 경우에 무릎관절에 슬개골이 밀착되어 빽니(Back Knee)가 관찰되는데, 장시간 무릎을 펴고 있거나 무릎 뒤 오금 쪽에 무리가 가해지면서, 슬개골의 비정상적인 활주가 나타나 압박되면서 무릎의 통증이 발생할 수 있다.

14. Q 각도 (Q-Angle)

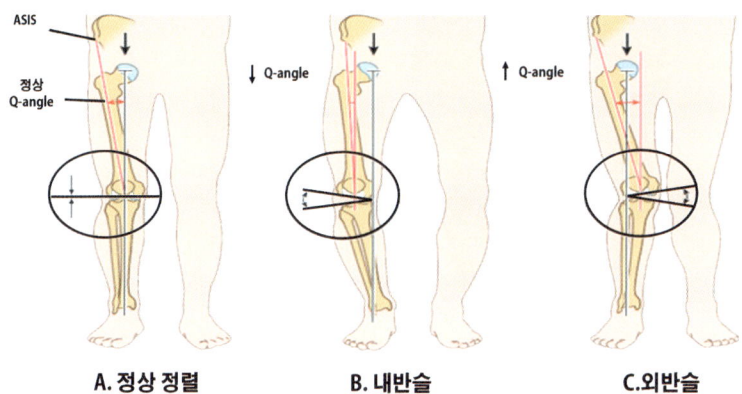

A. 정상 정렬   B. 내반슬   C. 외반슬

Q각 이란?
: 전상장골극에서 슬개골의 중앙점을 연결한 선과 경골 조면에서 슬개골의 중앙점을 연결한 선이 이루는 각도이며, 회내의 각도가 1도 증가할 때, Q-angle은 0.44도 증가한다. 즉, 평발일수록 또는 보행 시 회내의 움직임이 클수록 Q-angle이 증가하는 경향을 보이게 된다.

Q-angle의 변화를 일으키는 원인들은 대퇴사두근의 단축, 경골의 후방 이동, 대퇴골 회전근들의 약화, 후경골근의 약화를 동반한 발목과 발의 회내, 비골근들의 약화를 동반한 발목과 발의 회외 등이 원인들이며, 여기서 언급하는 회외의 문제는 누워있을 때와 체중 부하가 없는 상태를 말한다. 전족부가 내반의 형상을 하고 있는 발이 보행 시 땅에 착지하기 위해서는 결국 거골하관절에서 보다 많은 회내 움직임을 통해서 보상을 해야함으로 Q-angle 이 증가될 수 있다. 만일 서 있는 상태에서 발이 회외된 모습이라면 Q-angle은 오히려 감소될 것이다

Q-angle과 슬개골 불균형은 대퇴사두근의 슬개골 견인력과 슬개골 인대의 해부학적 위치 사이의 편차인 Q-angle은 여성의 경우 15~18도, 남성의 경우 12~14도가 정상 범위이며, Q-angle의 변화와 슬관절의 임상적인 문제는 상호 밀접한 관련성이 존재한다.

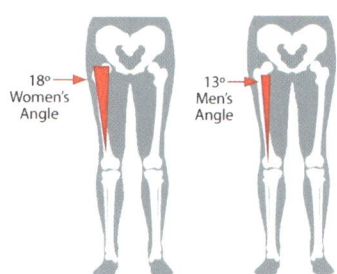

전면 자세평가 (Anterior Postural Assessment)

15. 하퇴부 전면 경골 (Tibia)

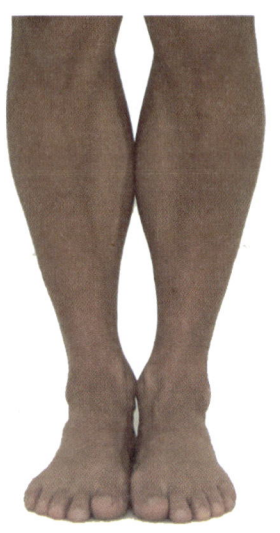 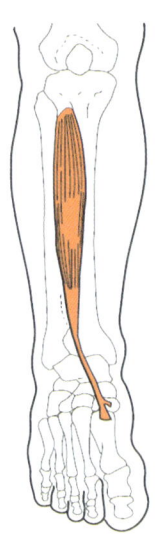

대퇴 다음에는 무릎 아래에 위치한 정강이 부분을 비교해 보면, 경골의 거친 면을 통해 비틀림이 있는지 비교할 수 있는데, 대개 경골 뼈는 약간 바깥쪽으로 돌아가 있는데 이는 발의 위치 때문이다. 또한 경골의 뼈 모양, 휜 징도, 진경골근의 긴징을 확인해야 하는네, 경끌 뼈가 구부러신 것은 뼈의 늘어간 년에 압박이 승가되었다는 것을 의미하고, 전경골근의 긴장은 하이힐을 많이 신는 경우 약화되고, 반대로 축구나 마라톤과 같은 오랜 시간 달리기를 하는 경우 긴장되 있기 쉬운 근육이며, 이처럼 전경골근의 문제는 종아리 근육에 긴장을 유발한다. 외측 경골의 비틀림은 토 아웃(toe out)을 유발하며 발뒤꿈치 내번과 발의 내측 종족궁과 함께 발의 뒤침을 증가시키고, 내측 경골의 비틀림은 토 인(toe in)은 발가락이 안쪽을 향하는 안짱다리가 되며, 종족궁은 감소하고 발꿈치는 외번 된다.

16. 발목 (Ankles)

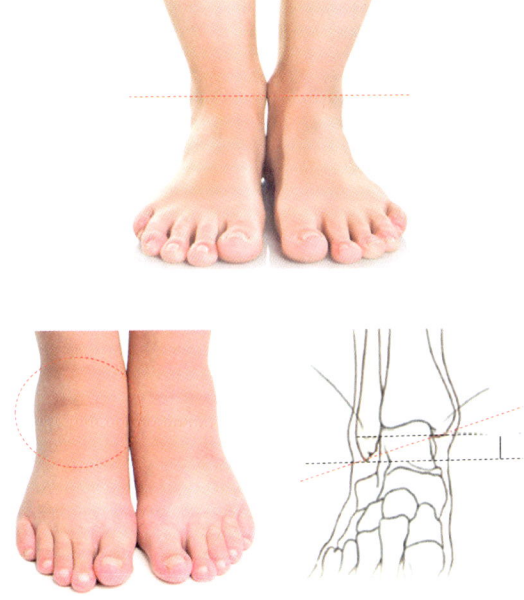

발목에서는 어떠한 문제를 관찰해야만 할까?
양쪽의 복사뼈는 같은 높이에 있어야 하고, 발은 중심에서 약간 바깥쪽으로 향해 있어야 하는데 아치가 무너져 복사뼈의 높이가 안쪽이 바깥쪽 보다 약 1cm 정도 높이 있어야 하는데 아래로 내려와 있는지 체크하는게 필요하고, 이외에도 발목의 부종이나, 상처 등이 있는지 관찰하는 것이 필요하다.

전면 자세평가 (Anterior Postural Assessment)

17. 평발 & 요족 (Pes Planus & Pes Cavus)

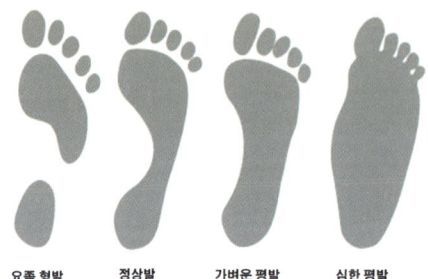

요족 형발　정상발　가벼운 평발　심한 평발

정상적인 발의 경우 발의 안쪽과 바깥쪽에 족압이 분포된다. 그런데 발에 문제가 생겨 요족이나 평발이 생기게 되는데 평발은 내재적 발바닥 근육이 약해져 생기며 아치가 무너져 인대들이 과긴장 되며 발바닥 모양이 변하게 되며 통증이 유발되며 거골 뼈의 회내가 나타나고 때때로 발뒤꿈치 뼈가 안쪽으로 과하게 무너지기도 한다.

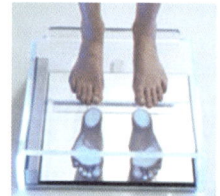 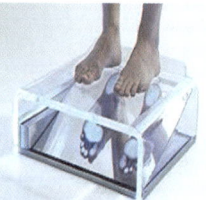

발의 형태에 따라 바뀌는 족저압

시간이 지나 평발은 발바닥 근육들이 과하게 스트레칭 돼서 족저근막을 자극하게 되고 염증이 유발되며 다리와 발 바닥의 통증이 생기게 된다.

요족의 경우에는 정상아치 보다 높아져 발뒤꿈치 뼈에서는 회외가 나타나지만, 발뒤꿈치 뼈를 제외한 부분에서는 회내가 나타나며 몸통의 회전은 발목과 발의 자세와 발바닥 모양에 영향을 끼친다.

18. 그 외 관찰 (Other Observations)

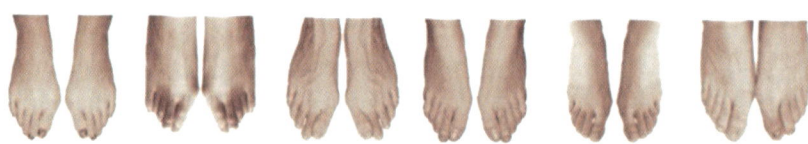

이제 전면에서 관찰해야 할 주요 포인트들 이외의 기록하지 않은 것들을 적어야 한다.
예를 들면, 관절 주변의 부종이나, 피부의 변색, 흉터가 있는지, 발가락이 꺾이거나, 구부리고 있지는 않은지 관찰해야 한다. 그 외 특이사항이 있으면 모두 기록해 놓는 것이 필요하다.

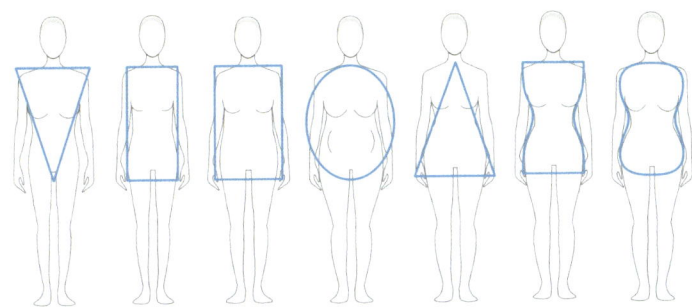

처음에는 누구나 관찰이 어려울 수밖에 없겠지만, 반복해서 하다 보면 점점 많은 정보와 정확한 평가를 할 수 있을 것이다. 앞서 전면에서 평가할 수 있는 모든 것들을 관찰하고 정보를 종합적으로 판단하고, 체성분 검사와 체형에 맞춰서 운동 프로그램을 계획하면 되는데, 단순하게 과거처럼 뚱뚱하고 골격 크면 내배엽, 마르고 작으면 외배엽, 숭간이면 중배엽 이렇게 구분하지 말고, 각각 고객의 현재 상태와 특성에 맞추어야만 효율적이며 효과적인 운동 프로그램을 만들 수 있다.

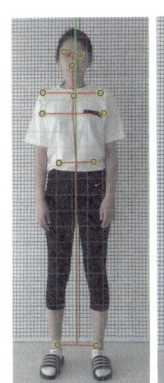
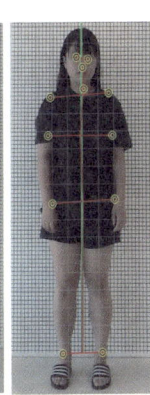
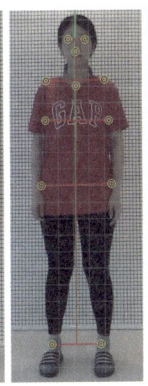
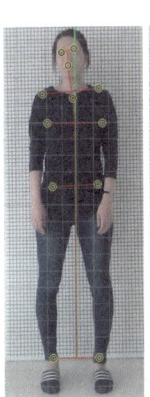
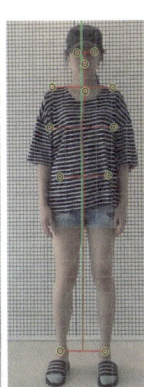

측면 자세평가 (Lateral Postural Assessment)

전면 다음은 측면 자세평가 이다. 자세를 평가할 때 각 면마다 잘 보이는 관찰 포인트가 있다. 이점을 이해하고, 왼쪽 면과 오른쪽 면을 비교하여 평가의 정확성을 높이고 시간을 효율적으로 활용하기 위한 방법에 대해 공부해 보자.

1. 머리 위치와 목뼈 (Head Position & Cervical Spine)

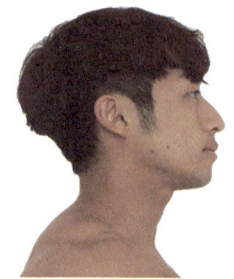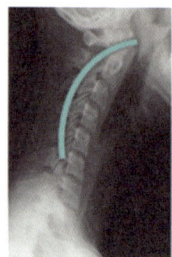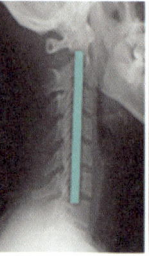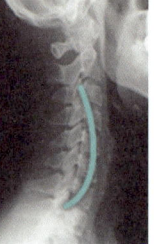

옆에서 가장 먼저 관찰되는 것이 목의 정상적인 커브를 가지고 있는지 관찰해야만 한다.

정상적인 목의 커브는 C자형 커브를 가지고 있어야 하는데, 어깨가 말리고 머리가 앞으로 나가게 되면 일자목이 되고, 더 심화되면 역 C 자형 커브를 가지게 되며 목의 부하를 증가시키게 되면서 추간판 디스크와 후관절에 압력이 증가하여 문제가 발생되게 된다. 또한 흉곽의 크기 감소가 원인이 되기도 하는데, 늑간근과 소흉근, 어깨 내회전근들의 단축과도 연관이 있으며, 척추후만 사세에서 흉추 신전근과 중부, 하부 승모근을 포함한 근육들이 약화되고, 목뼈 사이에 유착이 유발되어 목의 가동 범위가 감소될 수도 있다.

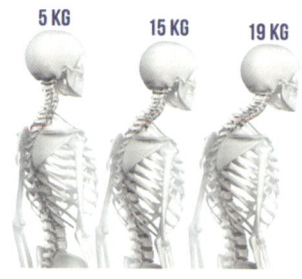

정상적인 경우 약 4~5kg 전후인데 앞으로 1cm 나갈 때마다 2~3kg 씩 부하가 증가되게 되며, 15도 정도 기울게 되면 약 12.3kg , 30도 정도 기울게 되면 18.2kg, 45도 기울이면 22.2kg, 60도 기울게 되면 무게가 무려 30kg에 가까워 진다. 이렇게 무게가 증가하게 되기 때문에 목 뒤에 근육이 받는 스트레스가 증가해서 통증이 발생하게 되는 것이다.

2. 경흉의 접합 (Cervicothoracic Junction)

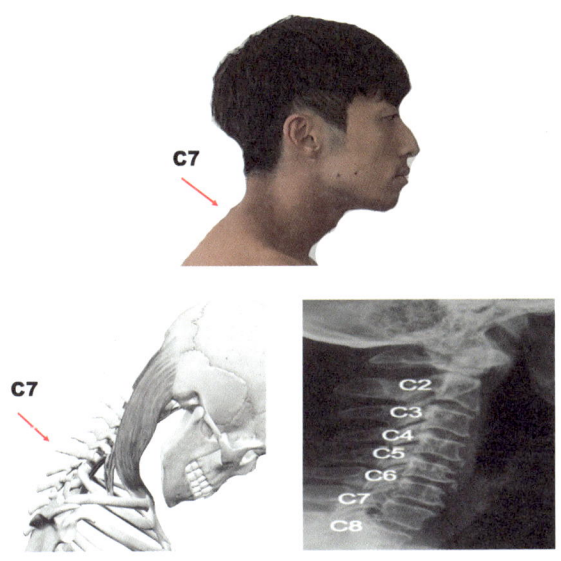

대상자를 측면에서 볼 때 고개를 숙이면 극돌기가 도드라져 보여 경추 7번이 위치한 곳을 쉽게 찾을 수 있다. 운동을 하는 사람들 중에 고중량으로 빽 스쿼트 같은 운동을 하는 경우 바벨을 목뒤에 얹고 하는데 그 위치가 바로 이 경추 7번이 위에 하기 때문에 목이 나쁜 자세로 부하를 지속적으로 받게 되는 경우 지방 조직이나, 굳은살이 쌓여 있는 경우를 발견할 수 있다. 이외에도 골다공증과 같은 질환으로도 목뼈의 모양이 변하기도 하고, 폐경기 여성들에게도 발견되는 경우가 있다.

측면 자세평가 (Lateral Postural Assessment)

3. 어깨 위치 (Shoulder Position)

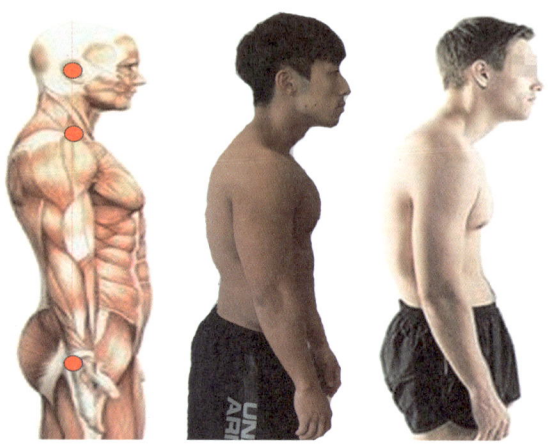

측면에서 목 다음으로 관찰이 잘 되는 것이 라운드 숄더라고 불리는 굽은 어깨와 팔과 손의 위치 변화이다. 어깨가 C자형으로 굽어 보이는 형태로 실제로 뼈가 굽은 것이 아니라 목 주변과 견갑골 주변 근육이 나쁜 자세 때문에 후천적으로 생긴 보상작용들의 문제로 이 자세를 계속 방치하게 되면 동작들의 제한과 여러 통증의 원인이 될 수 있다.

어깨의 상완골두가 앞으로 이동하며 도드라져 보이거나, 팔이 구부러지고, 손의 위치가 앞으로 이동하면서 목의 위치가 앞으로 나올수록 부하가 증가했듯이 손의 위치가 앞으로 변하면서 팔의 무게의 부하가 증가하여, 어깨와 팔의 이두근이 긴장하게 되고, 연관된 소흉근 등에 단축으로 문제가 발생하기 때문에 이러한 체형은 어깨 충돌 증후군을 발생하게 되는 원인이 되기도 한다.

반대로 군인 자세라고 불리는 어깨가 뒤로 가 있는 경우도 있으며, 능형근과 중부 승모근의 단축과 흉근의 늘어져 있는 경우 발생하는데, 이때는 팔이 외회전 되어 있게 되는데 소원근과 극하근의 단축이 원인이 되며, 한쪽 어깨는 앞으로, 한쪽 어깨는 뒤로 가 있는 경우도 있다.

4. 흉부와 복부 (Thorax & Abdomen)

측면에서 관찰을 해보면 흉부의 굴곡을 관찰하기에 유리한데, 예를 들어 흉추후만 자세는 목과 어깨의 통증을 유발하며, 주로 나쁜 자세와 관련이 되는데 소흉근과 복장근, 복진근과 늑간근의 단축과 긴장의 문제가 관련 돼 있고, 이로 인해 호흡에도 문제가 생기게 되며, 흉추의 신전근과 중부 승모근과 하부 승모근 및 능형근이 약해지고, 늘어지며, 극상근, 극하근, 소원근, 견갑하근의 근육의 길이와 근력의 문제로 팔이 안쪽으로 내회전 되는 경향이 있다.

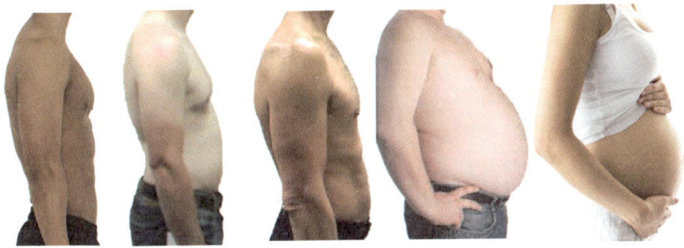

또한, 복부를 관찰해야 하는데, 요추의 전만이나, 체중이 많이 나가는 경우와 같은 문제가 생기게 되면 보상작용으로 복부의 제한이 생기게 되며, 이로 인해 복부의 근막과 근육의 긴장도가 변하게 되기 때문에 이를 체크해 보는 것이 필요하며, 임산부의 경우 복직근의 과도한 긴장은 출산 후 복직근 이개의 원인이 되기도 하며, 하복부의 과도한 긴장은 생리통을 심하게 만드는 원인이 되기도 한다.

측면 자세평가 (Lateral Postural Assessment)

5. 요부 (Lumbar)

전면의 흉부와 복부를 관찰하였다면 이제 반대편인 허리의 요부의 관찰은 자세평가에서 매우 중요한 요소이다. 특히 골반의 경사의 변화에 따라 허리에 어떠한 영향을 미치는지에 대해 이해하는 것이 중요하며, 자세평가를 처음 하는 사람에게는 어려울 수 있지만 포인트들을 배우고 이해한다면 어렵지 않게 될 것이다.

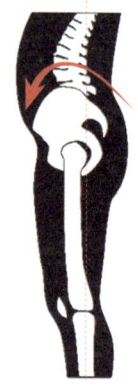 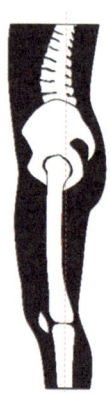 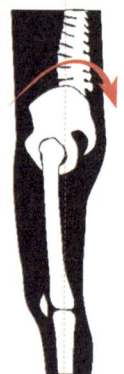

- 골반 전방 경사
- (Anterior Pelvic tilt)

- 정상 골반
- (Nuetral Pelvic tilt)

- 골반 후방 경사
- (Posterior Pelvic tilt)

예를 들면, 골반이 전방 경사 되어 있다면 척추 신전근이 단축되고, 복직근, 고관절 신전근이 길어지게 되고 약해지면서 요부의 경사가 증가하게 되고 이로 인해, 요추의 디스크의 압력이 증가하게 되고, 통증이 발생하게 되며, 기능이 떨어질 수 있다. 또한 이와 반대로 골반의 후방 경사가 되면, 고관절 신전근의 단축과 장요근이 길어지고 약해진다.

이러한 문제점을 관찰하기 위해서는 골반의 전상장골극(ASIS)의 위치를 파악하는 것이 중요하기 때문에 다음 골반 파트에서 이 ASIS를 기준으로 골반을 평가하는 방법에 대해 배워 보도록 하자.

6. 골반 (Pelvis)

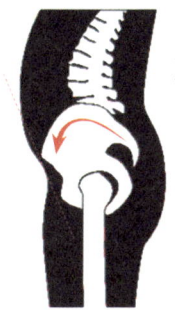
골반 전방 경사
(Anterior Pelvic tilt)

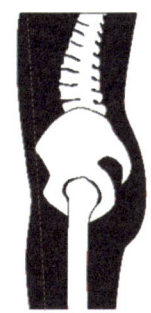
정상 골반
(Nuetral Pelvic tilt)

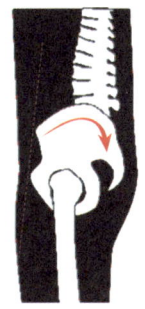
골반 후방 경사
(Posterior Pelvic tilt)

정상적인 골반이 중립에 위치를 기준으로 전상장골극(ASIS)은 전방으로 이동할 수 있으며, 후방으로도 이동할 수 있다. 어디에 위치에 있냐에 따라 전방 경사와 후방 경사로 구분을 하게 되며, 중립에 위치한 경우 치골과 거의 일직선상을 이루고 있어야 한다. 하지만 전방 경사되면 앞으로 기울어지게 되는데 복직근과 고관절 신전근이 길어지고 약해지며, 척주 신전근들이 단축되는 경우가 많다. 반대로 후방 경사되면 뒤로 기울어지게 되면서 장요근이 길어지며, 약해지고 고관절 신전근이 단축되어 발생하는 경우가 많다.

허리에 과도한 커브가 있는 경우 전방 경사가 되어 있는 경우가 많으며, 임산부와 같이 배가 앞으로 나와 있다면 후방 경사 되어 있는 경우가 많이 있다. 이러한 구분이 모호하다면, 전방경사 나 후방경사를 일부러 만들어 보도록 시켜 보면 움직임이 안되는 부분이 나타난다 이러한 경우는 이미 전방되었거나, 후방 되었기 때문에 더 이상 움직임을 만들 수 없기 때문이라고 볼 수도 있다.

운동을 지도함에 있어 골반에 정렬은 운동 시 하중을 받는데 중요한 역할을 하기 때문에 부상에 위험을 고려하기 위해서 꼭 체크를 하고 이에 맞춰 지도를 해야만 한다.

측면 자세평가 (Lateral Postural Assessment)

7. 대퇴 근육 크기 (Thigh Muscle Bulk)

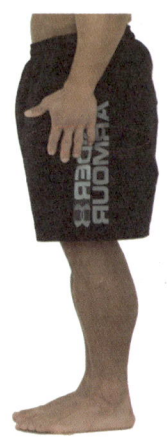
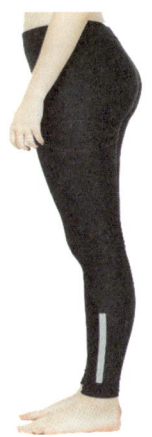

골반을 관찰한 후 이제 조금 더 내려와서 대퇴부와 둔근을 관찰해야 하는데, 좌/우 근육의 크기에 차이가 없는지 한쪽이 비정상 적으로 부상이나 문제로 위축되어 작아져 있는 건 아닌지, 근육의 단축으로 커져 있는 건 아닌지 확인해 보아야 한다. 일반적으로 우리의 근육은 사용되지 않으면 약해지면서 작아지게 된다.

예를 들어 건강한 성인 남성의 경우 한쪽 다리가 더 커 보인다면 커 보이는 다리 쪽의 근육의 단축을 의심해 볼 수 있겠지만, 반대로 노인이나, 자세평가 전 작성했던 건강 설문지에서 과거 수술이나 부상 이력이 있다면 반대편 작아 보이는 근육의 위축을 의심해 볼 수 있다. 이러한 문제가 발생하면 한쪽으로 체중을 더 지지하게 되면서 비정상 적으로 한쪽은 발달하여 커지고, 반대쪽은 점점 작아질 수밖에 없게 될 것이다.

8. 무릎 (Knee)

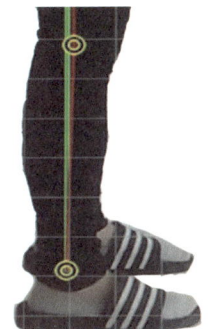 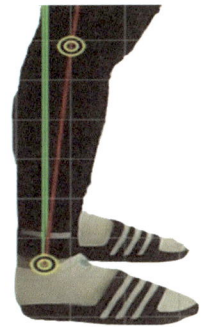 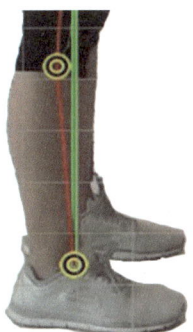

A. 정상무릎 B. 구부러진 무릎 C. 과하게 펴진 무릎

대퇴부에서 이제 더 내려와 무릎을 관찰해 보자.
정상적인 무릎은 A.처럼 측면의 복사뼈에서 수직으로 올라갔을 때 슬개골의 약간 뒤쪽과 일직선을 이루고 있어야 하는데 만약 대상자가 B.처럼 무릎을 구부리고 있거나 C.처럼 과도하게 펴고 있는 경우를 관찰할 수 있다.

B.처럼 무릎을 구부리고 있는 경우는 허벅지 후면의 근육들 (햄스트링, 반건양근, 반막양근, 슬와근 등)이 과도하게 긴장하고 있거나, 대퇴사두근이나 가자미근의 약화와 관련되며, 또한 골반의 위치의 변형에 따른 요추의 자세와 관련이 있는데 고관절의 굴곡과, 발목 관절의 배측 굴곡을 증가시키며 기능에 영향을 미치게 된다.

반대로 C.처럼 과도하게 무릎을 펴고 있는 경우는 유아기에는 경골이나 대퇴골 앞쪽 부분의 성장이 지연되면서 생길 수 있지만, 성장기 동안 대퇴골의 성장으로 대부분 사라지는데, 반장슬이 지속되는 경우는 골반이 전방 경사되면서 주로 발생되고, 고관절 굴곡근, 햄스트링과 반건양근, 반막양근의 양화와 장요근, 비복근 가자미근의 단축으로 인해 만들어질 수 있으며 이로 인해 슬개골 앞쪽에 압박이 지속되며 부하가 걸리게 되고 스트레스성 퇴행성 관절염이나 전방십자인대 손상의 원인이 되기도 한다.

측면 자세평가 (Lateral Postural Assessment)

9. 발목 (Ankles)

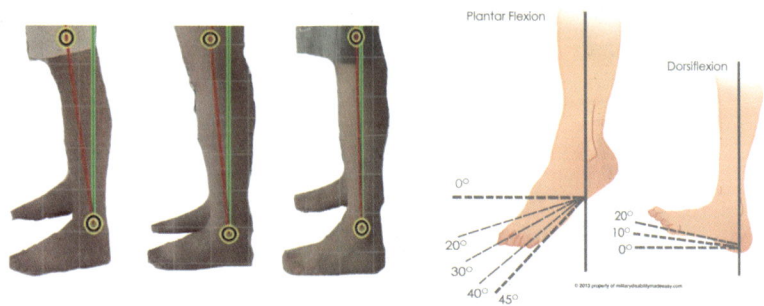

무릎 다음 관찰해야 할 부분은 이제 발목이다. 대상자의 발목이 무릎과 일직선상에 위치한 중립 자세인지 아니면, 무릎을 굽히고 있거나 반대로 과도하게 펴고 있지는 않은지 체크해 봐야 하는데 발목의 배측 굴곡이 중립에서 얼마나 증가했는지 감소했는지 확인해야만 한다.

이러한 발목의 정렬 변화는 보행 시 무게 중심의 변화로 발목에서 받는 압력의 변화를 만들게 되는데 발목의 정상적인 가동 범위는 저측 굴곡이 45°, 배측 굴곡은 20° 정도가 정상인데 정렬의 변화로 인한 가동성 감소는 전경골근의 기능 저하와 대퇴사두근의 과활성화나 단축과 관련이 되고, 발목과 무릎의 압력 증가시키게 되고 통증과 부상의 원인이 되기도 한다.

10. 발 (Feet)

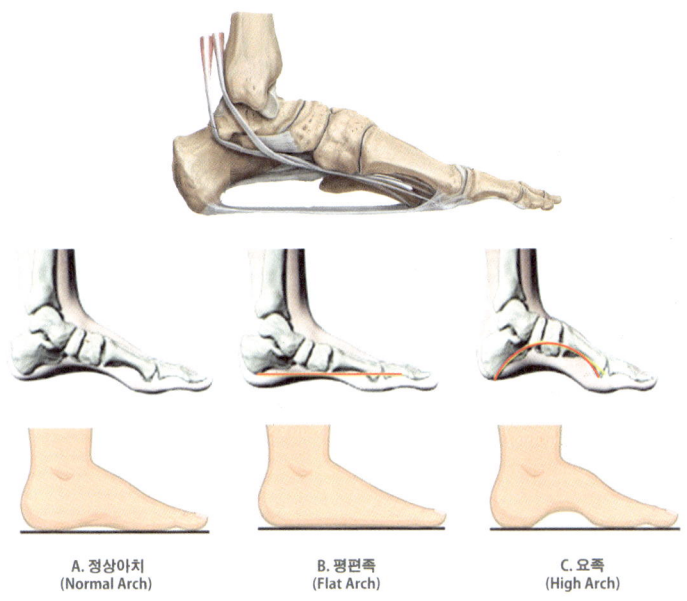

A. 정상아치
(Normal Arch)

B. 평편족
(Flat Arch)

C. 요족
(High Arch)

발목 다음은 이제 발바닥의 아치가 정상인지 아니면 아치가 무너져 평편족이 되었는지, 과도하게 높아져 요족이 되어 있지는 않은지 확인해 봐야 한다. 특히 좌/우 체중 지지가 동일한지 아니면 차이가 있는지도 체크해 봐야 하며, 비정상적인 아치는 지면 반발력의 충격을 흡수하는 대신 발의 근육과 인대를 약하게 만들고 충격이 흡수가 되지 않고, 발목과 무릎을 통해 척추로 전달되며, 부상과 통증의 원인이 되기도 합니다. 이외에도 발가락이 꺾여 있거나, 발가락 관절이 부어 있지는 않은지 등에 대해 체크해 보아야 한다.

측면 자세평가 (Lateral Postural Assessment)

측면에서의 자세평가는 거북목이나, 라운드 숄더, 골반의 전방 경사, 후방 경사, 무릎의 굴곡이나 과도한 신전 문제나 발목이나 발의 아치 변형 문제 등을 평가하는데 효과적인 방법이다.

특히 한쪽 측면만 관찰해서는 안 되고 좌/우 측면을 모두 관찰하여 자세를 평가해야만 하고, 전면에서 관찰하기 애매하거나 어려웠던 부분을 측면 평가를 통해 보완하도록 한다.

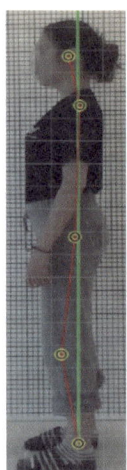 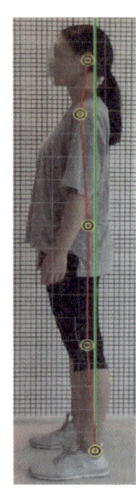 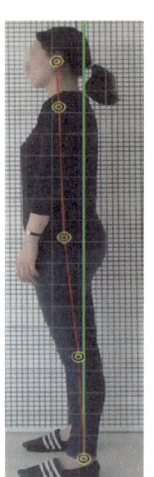 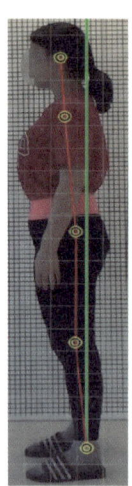 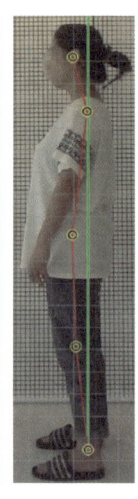 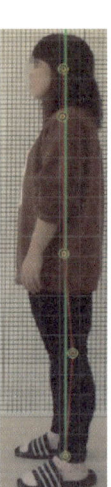

후면 자세평가 (Posterior Posture Assessment)

마지막 후면 자세평 가이다. 후면 자세평가에서는 목의 기울기나, 견갑골의 익상 견갑이나, 전인이나 후인 상방 회전이나, 하방 회전과 같은 위치 변화, 척추 정렬 상태나 골반과 힙의 높이, 무릎의 정렬, 종아리와 발목의 정렬 상태 등을 파악할 수 있다.

1. 머리의 기울기나 회전 (Head Neck Tilt & Cervical Rotation)

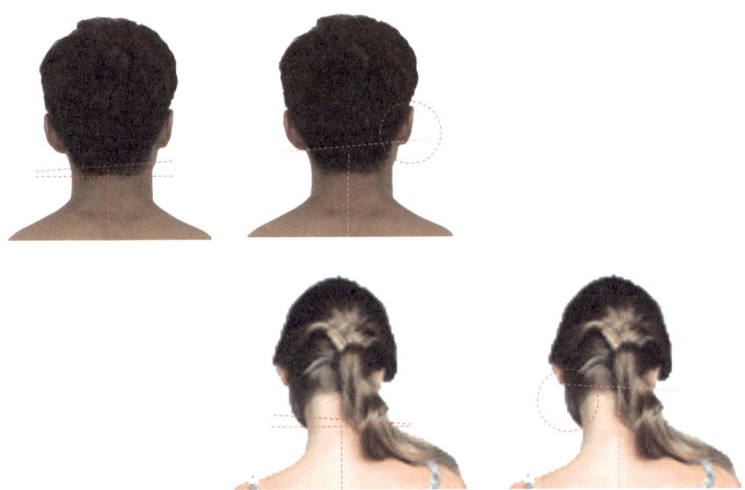

후면에서 첫 번째 관찰하는 것은 머리가 한쪽으로 기울어져 있거나 회전해 있지는 않은지, 양쪽 귀의 높이가 수평이 아닌지 등을 관찰해 보는 것이 필요하다. 이러한 관찰을 하기 위해서는 대상자의 머리가 짧거나, 여성 고객의 경우 머리를 묶은 상태에서 자세평가를 하는 것이 정확한 평가를 하는 데 도움이 된다.

첫 번째 사진을 보면 머리가 한쪽으로 기울어져 있는 것을 관찰할 수 있는데 이는 한쪽의 견갑거근이나, 흉쇄유돌근, 사각근 등이 짧아져 있을 수 있고, 이로 인해 목의 회전 기능장애와 통증의 원인이 될 수 있으며, 두 번째 사진에 표시한 부분을 보면 한쪽 턱이 더 많이 관찰되는 것을 볼 수 있는데 이는 위와 같은 문제의 결과로 기능 장애나 통증으로 인해 한쪽으로 턱이 돌아가 있기 때문이다.

후면 자세평가 (Posterior Posture Assessment)

2. 목뼈 정렬 (Cervical Spine Alignment)

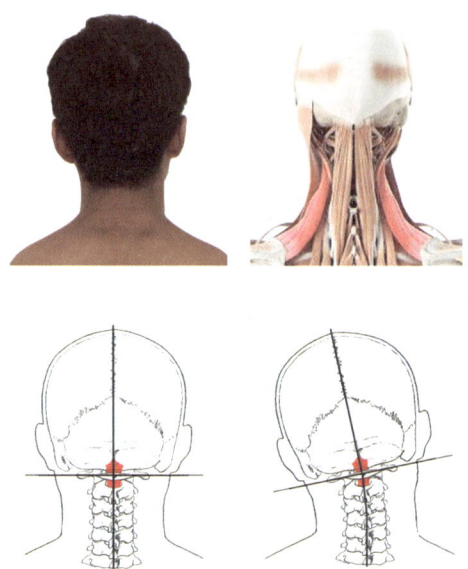

후면에서의 평가에서 중요한 점은 척추의 정렬인데 특히 머리에서는 목뼈(경추)는 몸의 정중앙선을 지나야 하며, 좌/우 굴곡 없이 곧게 서있어야 한다.

이러한 정렬 상태가 정상인지 확인하기 위해서는 척추의 극돌기를 관찰해야 하는데, 실제 현장에서는 관찰이 어려운 경우들이 있는데 예를 들면 대상자가 지방이 많거나, 근육이 과도하게 발달하여 두껍거나, 경추의 항인대의 아래 깊은 곳에 위치하고 있는 경우에는 관찰이 어렵기 때문에 이런 경우에는 촉진을 통해 마커나, 스티커를 통해 표시 후 관찰하는 방법을 활용한다.

3. 어깨 높이 (Shoulder Height)

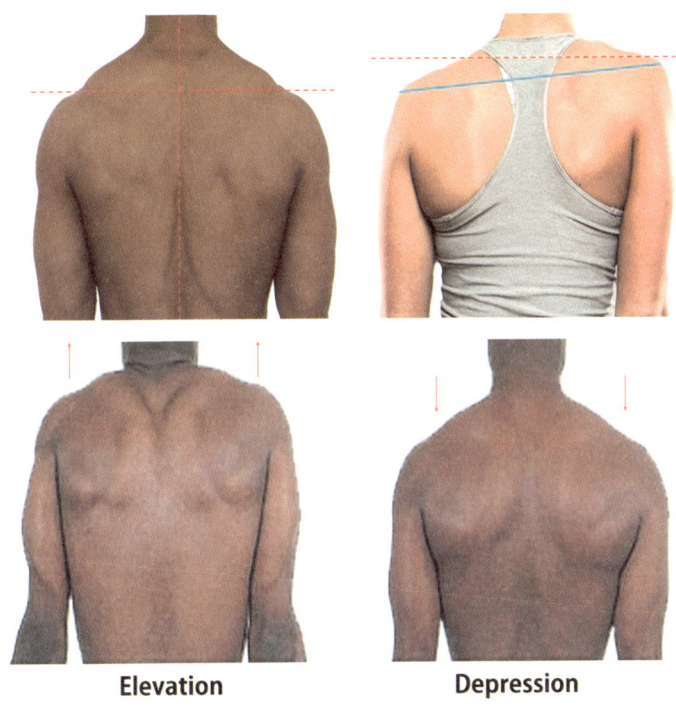

Elevation Depression

목에서 내려와서 이제 대상자의 어깨를 관찰해야 한다. 어깨가 한쪽이나 양쪽이 올라가거나 정상보다 내려가 있지는 않은지 관찰해야 하는데 예를 들어 한쪽 어깨만 올라가 있다면 반대편 어깨가 내려가 있는지, 아니면 반대편은 정상인지 확인을 해봐야만 하는데 어깨가 올라가는 대표적인 이유 중 하나는 견갑거근과 상부 승모근의 긴장으로 인해 발생하는데 근육에 문제가 있다면 정상적인 기능을 하지 못한다. 그렇기 때문에 어느 쪽이 문제가 있는지 알아보기 위해서는 근육의 기능을 평가해 보는 것이 가장 간단한 방법인데 바로 어깨를 으쓱하는 동작인 슈러그나 머리를 한쪽으로 기울여 보는 것을 시켜 보면 움직임에 제한이 있는 쪽이 바로 문제가 있는 쪽이라고 생각을 하면 된다. 만약 어깨를 으쓱하는 동작과 기울여 보는 것이 잘 되는데 그쪽 어깨가 더 올라가 있다면 어깨가 올라간 이유가 견갑거근이나 상부 승모근이 아닌 목의 통증이 있거나, 다른 곳에 경직이나 통증 문제를 보상하기 위해 발생한 변화 일 수 있다.

후면 자세평가 (Posterior Posture Assessment)

4. 근육 크기와 긴장도 (Muscle Bulk and Tone)

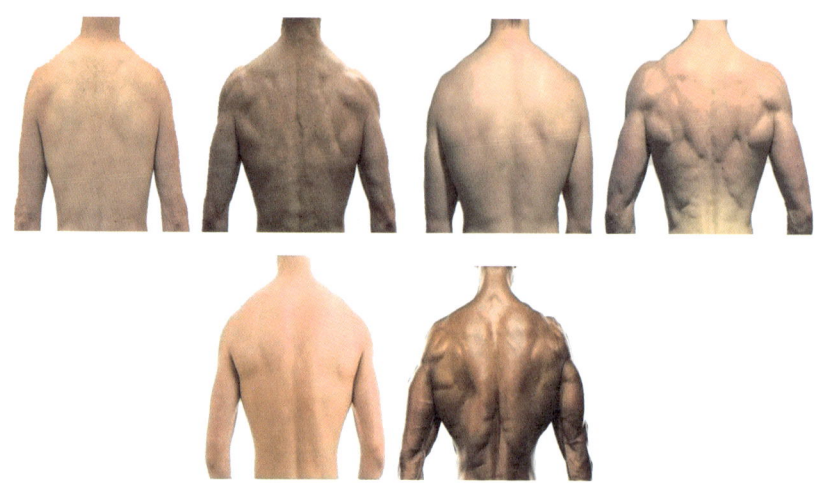

지도자가 관찰해야 하는 것 중에 하나가 근육의 긴장이나 크기가 증가되었는지, 감소되었는지도 관찰하는 것이 필요하다. 예를 들면 한쪽으로 편측된 움직임을 많이 하는 직업군이나 운동선수에 경우 한쪽만 더 근육이 발달을 하게 돼서 비대해져 커 보일 것이고, 반대로 한쪽 부상을 입었거나, 질환이 있다면, 위축돼서 작아 보일 수 있을 것이다.

근육은 스트레스에 대한 보상 작용으로 긴장을 하게 되고 단축되게 되는데, 이러한 문제는 근육의 원래 기능인 수축을 방해하게 되고 더 이상 작용을 할 수 없게 된다. 이러한 약해진 근육을 발견했다면 확인하는 방법으로 관절가동범위 검사법 (ROM Test) 과 도수근력검사 (MMT) 를 활용 할 수도 있다.

5. 견갑골 전인 & 후인 (Scapular Protraction and Retraction)

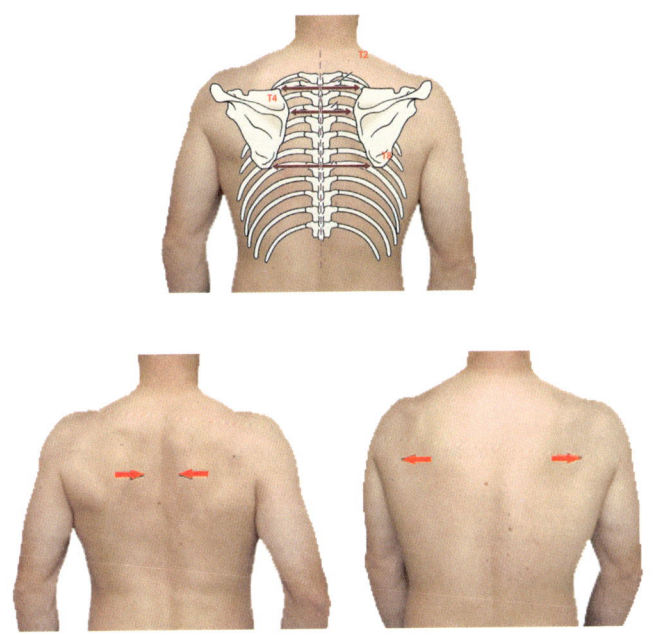

어깨의 높이와 근육의 크기에 대해 관찰했다면 이제 좀 더 자세히 척추와 견갑골에 대해서 관찰을 해보자 먼저 척추와 견갑골 내측연의 사이의 거리는 남자는 약 손가락 4개, 여자는 약 3개 정도의 거리에 위치해 있는데 약 3~4Inch 정도 이며, 견갑골은 앞쪽으로 전인 되어 기울어져 있거나, 후인 되서 모여 있지 않고 편평해야 한다. 견갑골의 상각은 흉추 2번(T2)에 위치해 있어야 하며, 극은 흉추 4번(T4)에 위치하고, 하각은 흉추 8번(T8)에 위치해야 하며, 좌/우가 대칭 되어야 한다.

견갑골이 후인된 경우는 주로 서비스 직이나 군인에게서 많이 관찰 되는 자세로 긴장된 자세를 장시간 하게 되면서 능형근의 단축으로 나타나게 되는데, 이외에도 한쪽으로 당기는 동작을 많이 하게 되는 양궁 같은 스포츠를 하게 되는 경우는 한쪽으로만 단축되어 있는 경우도 관찰 할 수 있으며, 당기는 운동을 많이 하는 경우에는 능형근의 단축 및 비대가 관찰된다. 이와 반대로 견갑골이 전인 된 경우는 앞쪽의 근육들을 많이 사용하거나, 잘못된 자세로 라운드 숄더 같은 체형에서 관찰이 많이 된다.

후면 자세평가 (Posterior Posture Assessment)

6. 견갑골의 움직임 (Scapular Movement)

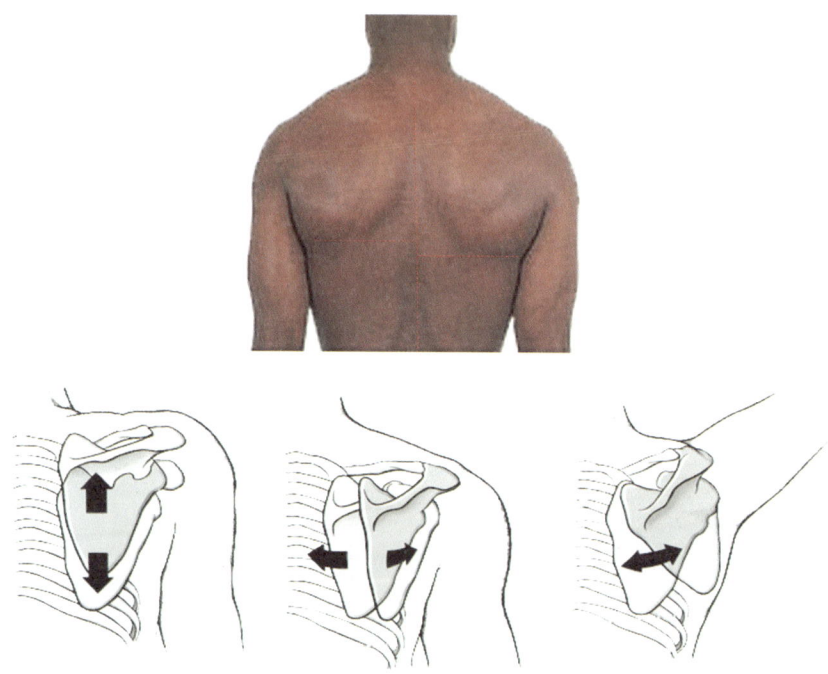

견갑골은 전인과 후인 말고도 다양한 움직임이 있는데 거상 (Elevation)과 하강 (Depression)이 있고, 상방 회전 (Upward rotation)과 하방 회전 (Downward rotation)의 움직임이 있는데 이러한 견갑골의 움직임을 관찰할 때는 견갑골의 하각의 위치를 비교해 보는 것이 필요하다.

만약 하각 관찰이 어렵다면 관찰하고자 하는 팔을 등 뒤로 뒷짐을 지게 하면 하각이 돌출되어 관찰이 용이하며, 이때 촉진 및 관찰을 하고 펜이나 스티커를 활용해 마킹하고, 팔을 원상태로 위치한다. 여기서 단순하게 거상이나 하강된 것 뿐만 아니라 상방 회전 하게 되면 척추와의 거리가 멀어지게 되고, 하부 승모근이나, 대능형근은 길어지며 약화되고, 견갑거근과 상부 승모근, 소능형근, 전거근은 단축되며 긴장하고, 하방 회전시 척추와의 거리가 가까워 지게 되며 상부 승모근, 소능형근은 길어지며 약화되고, 하부 승모근과 대능형근, 전거근은 단축되어 긴장된다.

7. 익상 견갑 (Winging of the Scapula)

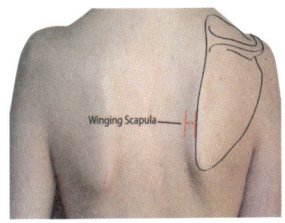 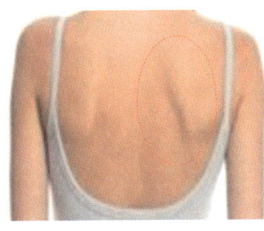 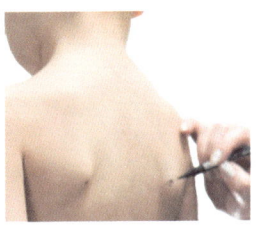

익상 견갑은 팔과 상체를 이용할 때 견갑을 안정화하려는 것을 과잉 보상작용으로 잡아당기는 현상으로 견갑골이 기울어져 있는 것을 의미하는데, 어깨가 앞으로 기울면서 견갑골의 하각이 두드러져 보이는 것이 특징으로 상부 교차 증후군과 같이 동시에 나타나는 경우가 많으며, 이 같은 보상 패턴은 견갑 근처에 있는 근육들의 힘들이 불균형해서 일어나며, 내회전과 전방으로 기울어진 형태의 정렬 상태가 나타난다. 그리고 익상 견갑은 장흉신경 (long thoracic nerve)의 손상 시 나타나며, 흉근과 상부 승모근이 과활성 되고, 타이트해지고, 중하부 승모근과 전거근이 약해질 때 발생하는데 전거근은 견갑골의 싱각과 하가 사이 가장자리 면을 따라 앞쪽에 붙어 있는데, 갈비뼈에서 견갑골을 잡아당김으로써 전거근의 주요 역할은 전인과 상방 회전인데, 이러한 기능의 지히가 생기면서 익상 견갑이 심해지게 된다.

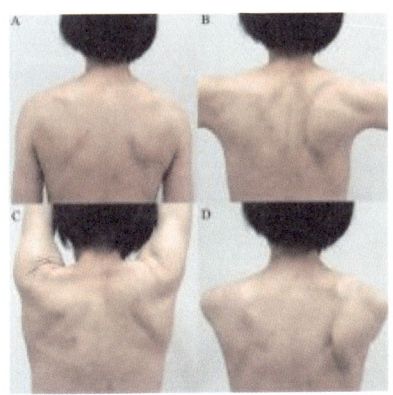

Scapular appearances
(A) 0 degrees of shoulder abduction
(B) 90 degrees of shoulder abduction
(C) 180 degrees of shoulder forward elevation
(D) 90 degrees of shoulder forward flexion

후면 자세평가 (Posterior Posture Assessment)

8. 척추 정렬 (Spine alignment)

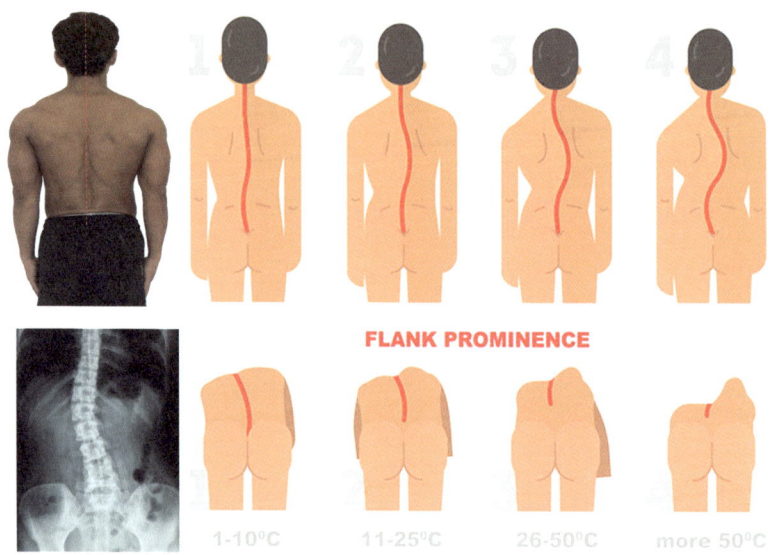

정상적인 척추는 정면에서 보았을 때 일직선이며 옆에서 보았을 때에는 경추와 요추는 앞으로 휘고, 흉추와 천추부는 뒤로 휘어 있는 형태이다. 척추 측만증은 척추가 정면에서 보았을 때 옆으로 휜 것을 지칭하나, 실제로는 단순한 2차원적 변형이 아니라 척추뼈의 회전이 동반되어 옆에서 보았을 때에도 정상적인 만곡 상태가 아닌 3차원적 변형이다. 척추 측만증을 일으킬 수 있는 원인은 여러 가지가 있으나, 대부분 (85~90%)의 척추 측만증은 그 원인을 알 수 없으며, 이러한 경우를 특발성 척추 측만증이라고 한다.

태아 때 척추 생성 과정에서 이상이 생겨 발생한 척추 측만증은 선천성 척추 측만증이라 하며, 이 외에 중추 신경계나 신경학적 이상으로 발생하는 신경 근육성 척추 측만증, 신경 섬유종에 의한 척추 측만증과 여러 증후군에 동반된 척추 측만증 등이 있다.

척추 측만증은 눈으로 봤을 때 서 있는 위치에서 양쪽 어깨의 높이가 다르고, 등 뒤에서 보기에 척추가 휘어져 보이고 견갑골이 튀어 나오거나, 등이 불균형하게 튀어나와 보이는 경우 의심해 보아야 한다. 대상자를 똑바로 선 자세에서 등을 90도 정도 앞으로 구부리게 하고 뒤쪽에서 관찰하면, 등이 휜 것과 견갑골이나 갈비뼈가 한쪽만 튀어나온 모습을 가장 확실하게 볼 수 있으므로, 쉽게 평가할 수 있는 좋은 방법이다.

9. 흉곽 (Thoracic Cage)

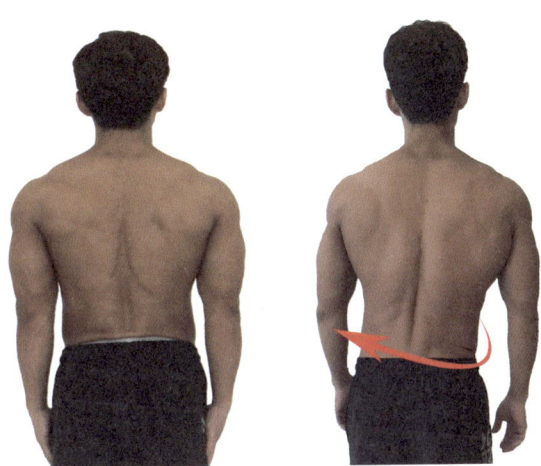

척주 정렬 상태뿐만 아니라 몸통의 흉곽이 한쪽으로 기울어져 있거나, 회전이나 치우침이 없는지 관찰해야 하는데, 예를 들어 왼쪽의 사진을 보면 한쪽 골반이 치우쳐져 있고, 몸통이 회전해서, 한쪽의 흉곽이 더 커져 있는 것을 관찰할 수 있는데, 이러한 경우 흉곽이 왼쪽으로 돌아가 있는 경우 왼쪽 내복사근, 오른쪽의 외복사근, 장요근, 척추기립근 등의 단축을 의심해 볼 수 있고, 왼쪽으로 흉곽이 돌아가 있다면 이와 반대쪽 근육들이 단축되어 있을 수 있다. 또한 이러한 흉곽은 골반의 영향을 받아서 회전하거나 기울어져 있을 수 있다.

후면 자세평가 (Posterior Posture Assessment)

10. 허리뼈와 피부 주름 (Lumbar Spine & Skin Creases)

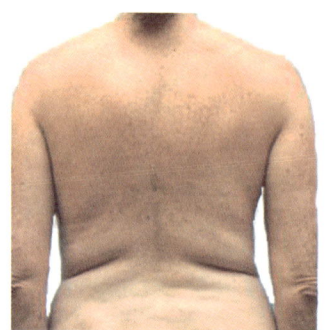
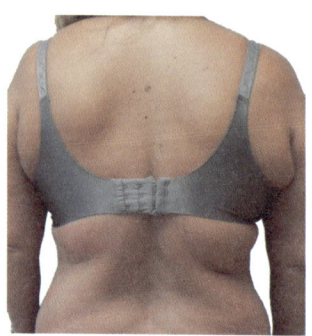
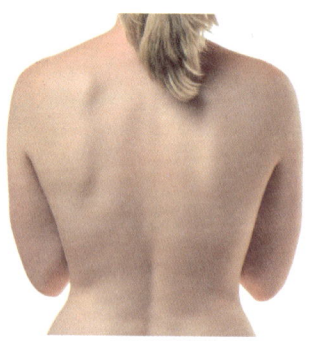

허리 부분 에서는 요추 부위의 정렬 상태가 올바른지, 만곡이 증가 되어 있거나, 감소되어 있지는 않은지를 관찰해야 하며, 이러한 허리의 만곡의 변화는 근육의 경직이나, 측만증으로 인한 근육 불균형, 측만증 등 다양한 원인에 의해 발생할 수 있으며, 이외에도 요추 부위의 피부의 상태에 대해 관찰하는 것이 필요하다.

위의 사진을 보면 주름이 비대칭 적으로 관찰되는데 한쪽이 반대쪽에 비해 주름이 더 두껍고, 깊어 보인다. 물론 두가지 사진을 비교해 보면 단순하게 체지방의 차이에 의해서 그런 것은 아닌가라고 생각할 수도 있겠지만, 과체중으로 그런 것이라면 주름의 좌/우가 대칭하게 관찰되어야 하는데 한쪽으로 더 길고 짧은 것이 관찰되는데 이렇게 한쪽으로 굴곡되면 압박되고, 반대편은 신장되는데 이러한 원인은 요방형근의 단축이나, 흉요근막의 유착이 원인이 되는 경우가 있다.

11. 상지 자세 (Upper Limb Position)

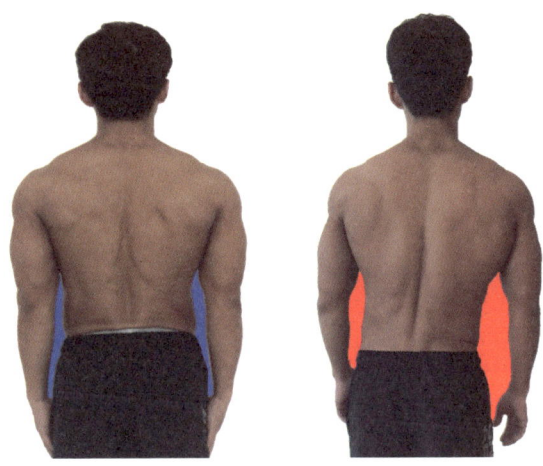

이제는 상지의 팔을 관찰해 보자. 위에 두개의 비교 사진을 보면, 좌/우 팔이 몸통과 떨어져 있는 공간이 똑같아야 하는데, 오른쪽의 사진을 보면 유독 한쪽이 더 멀리 떨어져 있는 것이 관찰되는데 이러한 체형의 변화가 생기게 되는 이유는 무엇일까? 예를 들어 위에 제시된 오른쪽 사진을 좀 더 자세히 관찰해 보면, 왼팔은 이두근의 단축으로 팔꿈치를 구부리고 있는 모습을 볼 수 있고, 오른팔의 경우 광배근과 대원근의 긴장으로 등이 더 커 보이며, 팔과 몸통 사이의 공간이 더 벌어진 것을 볼 수 있다.

그리고 몸통도 한쪽으로 기울어져 있고, 허리 주름을 보면, 오른쪽으로 요방형근이 단축되어 있고, 반대편으로 골반이 이동한 것 또한 관찰할 수 있다.

후면 자세평가 (Posterior Posture Assessment)

12. 팔꿈치와 손의 위치 (Elbow & Hand Position)

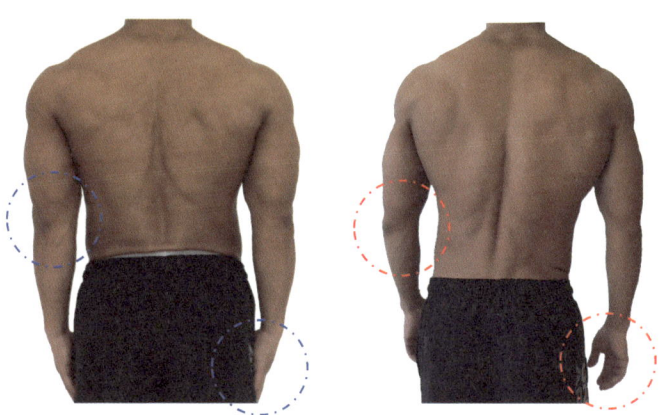

상지에서 팔꿈치와 손의 위치 변화를 관찰한다. 정상적인 경우 양쪽의 팔꿈치의 주두 돌기가 수평이여야 하는데 위에 두가지 예시 사진을 보면 오른쪽 사진과 왼쪽 사진을 비교해 보면 오른쪽 사진은 팔꿈치가 구부러져 있고, 내회전 되어 있는 것을 관찰 할 수 있는데 이러한 원인은 견갑하근, 대흉근, 대원근과 상완이두근의 단축이 원인이며, 이외에도 손을 살펴 보면 정상적인 정렬을 가진 손의 경우 새끼손가락만 보여야 하는데 오른쪽 사진을 살펴보면 손바닥과 다섯손가락 모두가 관찰되는데 이 또한 상완골이 내회전 되어 있기 때문이며 회외근과 회내근의 단축이 원인이 된다.

13. 골반 가장자리 (Pelvic Rim)

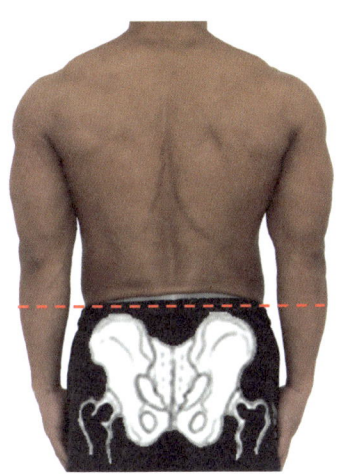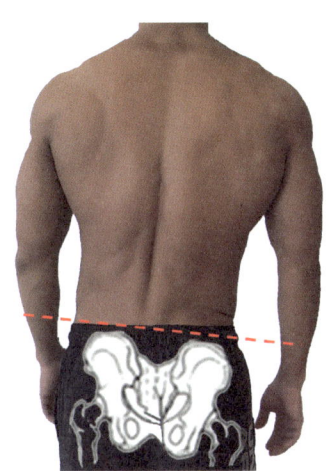

상체의 불균형은 하체의 골반 불균형이 원인이 되기 도 하는데 그렇기 때문에 골반의 높이와 경사의 차이가 없는지 확인해야 한다. 양쪽 허리에 손을 올려보면 한쪽의 골반이 높은지 낮은지를 파악할 수 있는데 예시 사진을 보면 왼쪽 골반이 높아져 있기 때문에 허리 뼈가 왼쪽으로 구부러지고, 왼쪽의 요방형근과 척추기립근이 단축되며, 왼쪽의 천장관절이 좁아지고, 오른쪽 천장관절은 넓어지고, 왼쪽의 고관절 내전근과 오른쪽 외전근이 단축되며, 왼쪽과 오른쪽 햄스트링의 불균형이 생기게 된다.

후면 자세평가 (Posterior Posture Assessment)

14. 후상장골극 (Posterior Superior Iliac Spine, PSIS)

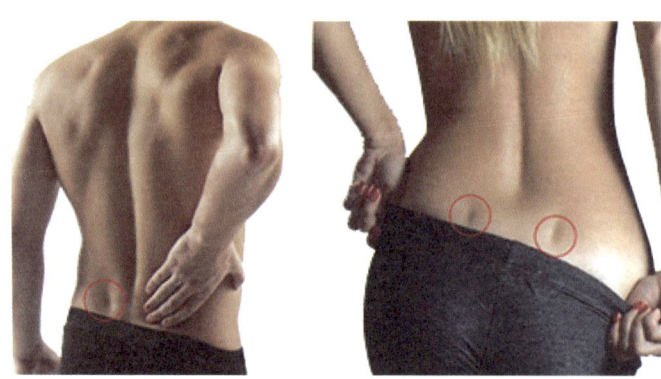

골반의 경사를 확인하는 방법 중에 하나가 바로 후상장골극(PSIS)의 위치를 체크해 보는 것으로 골반에 움푹 들어간 보조개처럼 보이는 곳 바로 아래 위치 하는데, 정상적인 경우 좌/우의 PSIS 높이가 수평이어야 하며, 골반이 전방 경사가 되면 PSIS 높이가 올라가게 되고, 후방 경사되게 되면 반대로 낮아지게 된다.

예를 들어 위에 사진 중 오른쪽 사진의 PSIS의 높이를 확인해보면 한쪽이 올라가 있고, 반대편은 낮아져 있는 것을 관찰할 수 있다.

15. 골반 돌림 (Pelvic Rotation)

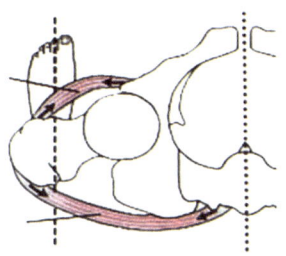

골반과 대퇴골의 정렬은 일직선 상에 위치해 있어야 하는데 골반의 회전은 대퇴골 뿐만 아니라 발과 무릎에 정렬 상태에도 영향을 미친다. 예를 들어 정상 기준인 일직선 상에서 골반이 오른쪽으로 돌아가 있다면, 고관절 외회전 근들의 단축을 의심해 볼 수 있는데, 골반은 중립에 위치해 있는 경우 발이 돌아가 보일 수 있다.

반대로 골반은 일직선 상에 있는데 발이 안쪽으로 내회전 하거나, 발은 일직선 상에 위치해 있는데 골반이 내회전된 경우 고관절 내회전근들의 단축을 의심해 보아야 한다.

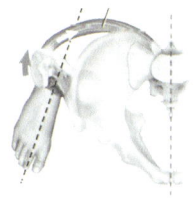 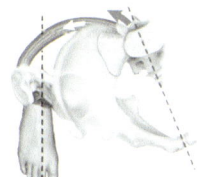 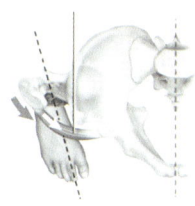 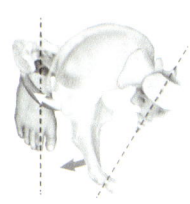

후면 자세평가 (Posterior Posture Assessment)

16. 엉덩이 주름 (Buttock Crease)

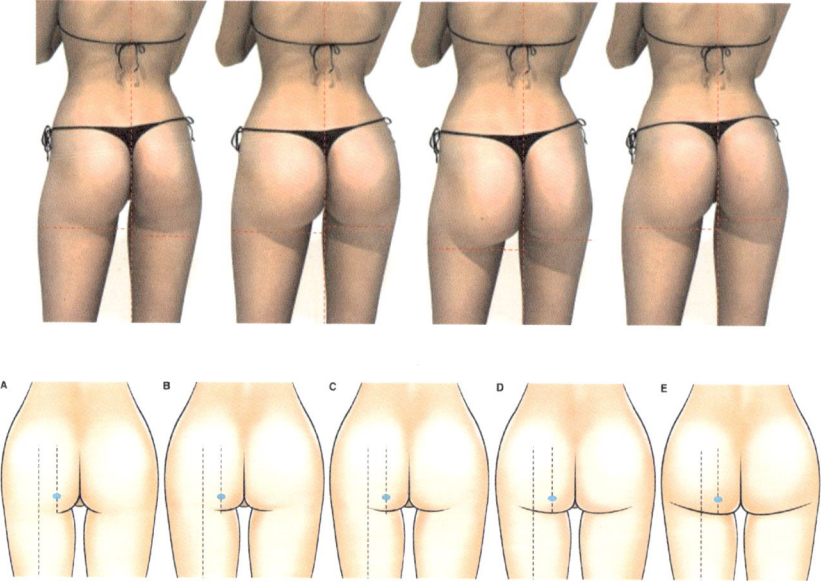

힙업은 모든 고객들이 관심사인데, 자세평가에서 이 엉덩이 높이와 주름은 어떠한 의미가 있을까. 엉덩이의 주름은 대둔근의 아래 엉덩이 지방이 겹쳐지면서 형성되고, 대퇴후면부의 근육이 길이에 영향을 받는다.

위의 사진들을 보면 한쪽의 엉덩이 주름이 더 깊게 보이는 것을 관찰할 수 있으며, 좌/우 높이도 다 다르다 이러한 경우 골반의 경사 변화로 한쪽의 신체에 더 많은 부하가 실리게 된 경우로 볼 수 있으며, 정확한 평가를 위해서는 좌골결절 촉진을 해보는게 필요하며, 이러한 문제는 다리 길이의 변화를 만들어 낼 수 있는데, 엉덩이가 올라가 있는 쪽이 상대적으로 반대편에 비해 다리가 길어 보인다.

17. 대퇴부 후면부 크기 비교 (Thigh Bulk)

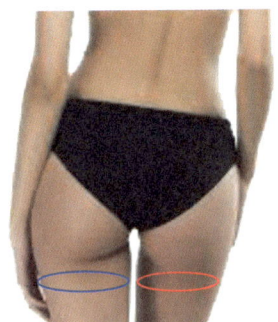 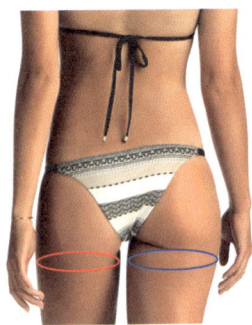 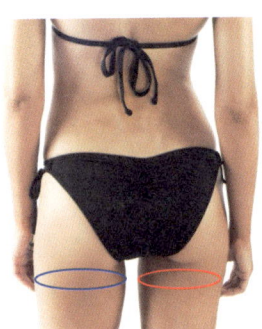

전면부에서와 마찬가지로 후면부에서도 대상자의 좌/우 대퇴부의 후면의 크기를 비교해 관찰해 보는 것이 필요하다. 한쪽이 더 크거나 긴장되어 있다면 골반의 경사나, 한쪽의 과사용이 원인일 수 있으며, 이외에도 림프종으로 한쪽 다리의 부종이 심해져 굵기가 증가되어 있을 수도 있으며, 과도하게 크기가 다른 경우라면, 발이나 발목의 손상에 의한 부상으로 깁스나, 보조기 등으로 장기간 고정을 해 놓았거나, 질병으로 근육의 위축이 된 건 아닌지 의심해 보는 것 또한 필요하다.

이로 인해 한쪽은 근육이 빠져 작아지고, 반대편은 이를 보상하기 위해 사용을 많이 하게 되면서 크기가 증가될 수 있다. 필자와 같은 경우도 오른쪽 아킬레스건 파열 재건술 후 오른쪽의 종아리와 대퇴부의 크기가 감소되었고, 반대편인 왼쪽의 종아리와 대퇴부의 크기가 증가되어 불균형을 교정하기 위한 재활 운동 기간이 1년 정도 소모되기도 하였지만 아직까지도 완벽한 균형을 만들지는 못하였다.

후면 자세평가 (Posterior Posture Assessment)

18. 내반슬과 외반슬 (Genu Varum, O다리 & Genu Valgum, X다리)

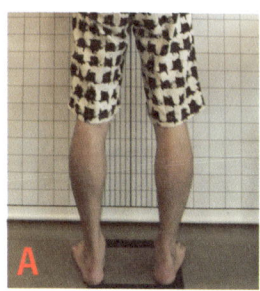 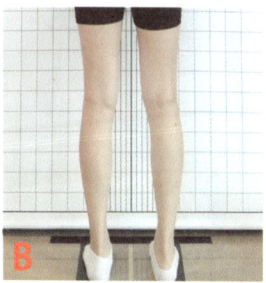 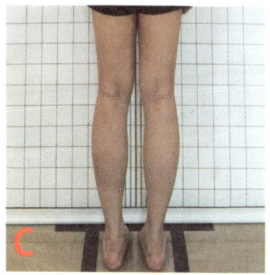

전면에서 살펴봤던 것처럼 후면에서도 무릎에 위치 변화에 따른 정렬 상태의 변화에 따른 내반슬과 외반슬을 관찰할 수 있는 데 첫 번째 사진 A는 무릎이 바깥쪽을 향한 것을 관찰할 수 있고, 사진 B는 무릎이 안쪽으로 내 회전되어 있는 모습을 보여 주며, 사진 C는 안쪽으로 더 많이 회전해 있는 모습을 관찰할 수 있다.

19. 뒤쪽 무릎 (Posterior Knees)

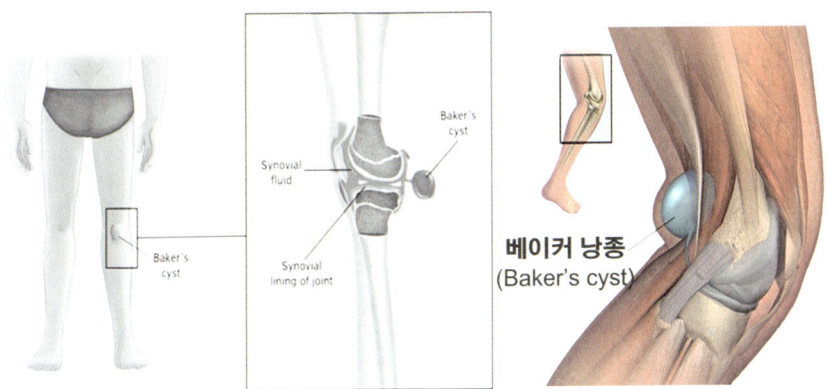

무릎의 정렬 상태 다음은 무릎 뒤쪽에 이상이 있는지 중립인지 구부러진 무릎이나 과신전하고 있지는 않은지 관찰해야 하는데 과신전하고 있는 경우는 무릎 뒤에 위치한 슬와근이 긴장되고 있기 때문일 수 있고, 무릎의 뼈 근함이나 열감이 있다면 이는 관절염일 수도 있고, 활액낭염 때문일 수 있는데 활액낭염의 경우 염증으로 인해 붓기가 표면적으로 볼 때도 심해 보이게 되며 재발의 빈도가 매우 높아 근본적인 치료를 받아야만 재발을 방지할 수 있는데 이러한 증상이 있다면 그 관절 부위를 충분히 휴식을 취하게 해주어야 하며, 활액낭염이 반복되게 되면 관절에 물이 차고 통증이 심해지고, 퇴행성 관절염이나 만성통증으로 악화될 수 있기 때문에 초기에 적절한 조치를 취할 수 있도록 관찰을 해야 한다.

이외에도 슬와낭종이 있는지 관찰해 봐야 하는데 슬와부 내측 경계부에 수분으로 채워진 주머니를 말하는데 '베이커 낭종(Baker's cyst)'이라고도 하며, 40대 이후의 여성이 퇴행성 관절 질환이 있는 경우나 젊은 사람의 경우에는 연골판 손상을 입은 경우에 흔히 나타나기 때문에 문진 시 무릎 통증을 호소한 경우 좀 더 세심한 관찰이 필요할 수 있다.

후면 자세평가 (Posterior Posture Assessment)

20. 종아리 크기 (Calf Bulk)

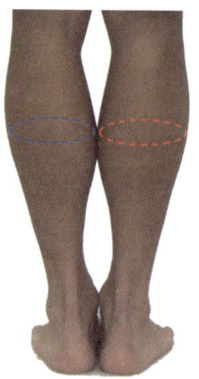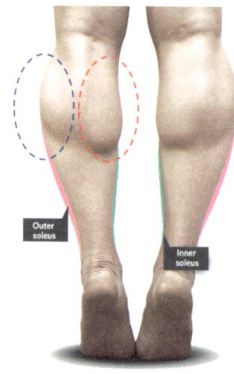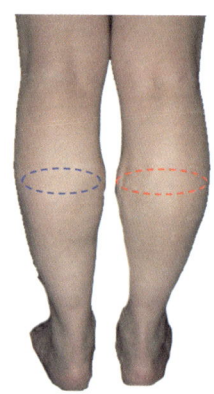

무릎에서 이제 내려와 좌/우 종아리 근육의 크기와 형태를 보고 다른 한쪽보다 크기가 큰지, 굵은지, 비복근의 내측이나, 외측의 차이는 없는지 확인한다. 만약 한쪽의 종아리가 더 크다면 잘못된 자세로 한쪽에 체중을 더 지지하고 있거나, 다른 한쪽에 비교해서 과도하게 사용되고 있음을 의미하고, 한쪽이 비정상적으로 크기가 작아져 있다면, 대퇴부에서처럼 부상으로 인한 손상이나 질병에 의해 위축되거나, 깁스나 보조기 사용으로 인해 위축되어 있음을 의미한다.

21. 아킬레스 건 (Achilles Tendon)

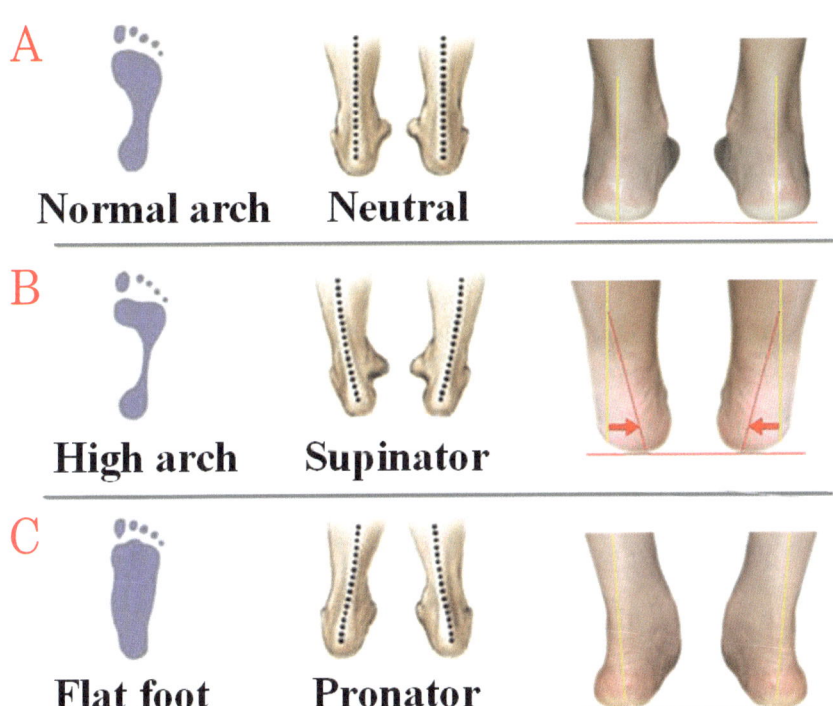

A Normal arch / Neutral
B High arch / Supinator
C Flat foot / Pronator

종아리에서 이제 내려와서 아킬레스건과 발의 뒤꿈치 정렬 상태를 확인해야 하는데 아킬레스건이 사진 A처럼 수직선과 일치하는지 아니면, C처럼 안쪽으로 아치가 무너져서 휘어져 있는지, 반대로 B처럼 바깥쪽으로 기울어져 있는지 확인해 보아야 하는데, 이러한 아킬레스건의 정렬 상태는 발목의 내번과 외번에 대해 알려주며 이외에 아킬레스건에 주름이 많거나 부종이 생겨서 두께가 커져 있지는 않은지 관찰하는 것이 필요하다.

후면 자세평가 (Posterior Posture Assessment)

22. 발가락 징후 (Toe Sign)

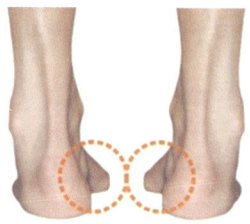

Peek-A-Boo Toe Sign
**High Arch
Adducted Toe Sign**

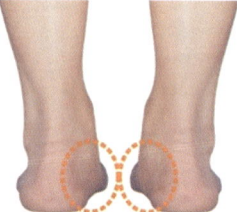

Adducted Peek-A-Boo Toe Sign
**Low Arch
Adducted Toe Sign**

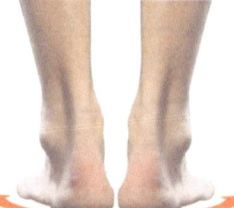

False Toe Sign
**Medium Arch
Neutral Toe Sign**

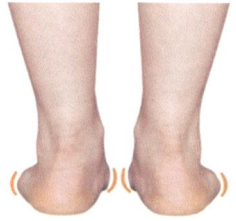

Neutral Toe Sign
**Low Arch
Neutral Toe Sign**

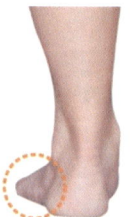

Adducted "Creasing" Toe Sign
**Mildly Pronated Arch
Abducted Toe Sign**

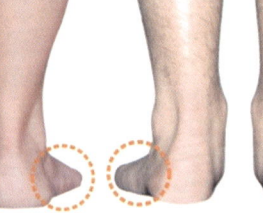

Adducted "Splaying" Toe Sign
**Flat Arch
Abducted Toe Sign**

이제 마지막 후면 평가에서 발의 위치를 관찰해 보아야 하는데 발목을 기준으로 아치의 높낮이와 발가락이 바깥쪽이나 안쪽으로 몇 개의 발가락이 보이는지 확인하는 것이다.

첫 번째 사진의 경우 아치가 높아지고 발가락들이 안쪽으로 돌아가 있는 모습을 관찰할 수 있고, 두 번째 사진의 경우 아치가 반대로 무너져 낮아진 상태로 안쪽 발가락이 더 관찰된다. 세 번째 사진의 경우 적정아치와 약간 발이 외측으로 돌아가 있는 정상적인 정렬에 가깝다. 아래 사진을 또 살펴보면, 네 번째 사진은 발이 좌우로 돌아가 있지는 않지만, 아치가 무너져 있는 것이 관찰되며, 다섯 번째와 여섯 번째 사진은 아치가 점점 무너지고 발가락이 외측으로 돌아가 있는 모습을 관찰할 수 있다. 이러한 현상을 Too Many Toe Sign 이라고도 한다.

후면 자세평가 까지 끝이 났다. 이제는 전면, 측면, 후면 세 가지 면의 관찰 포인트를 기억하고, 대상자들의 평가를 실시하면서 현장에 적용 가능하게 연습을 해보도록 하는 과정이 필요하다.

처음에는 누구나 시간이 오래 걸리고, 놓치는 부분이 많을 수밖에 없다. 하지만, 경험이 쌓이다 보면 시간도 단축되고 더 정확한 평가가 이루어질 수 있을 것이다.

요즘은 다양한 포스처 관련 어플과 측정 장비들이 나와 있기 때문에 이러한 장비나 어플을 활용하면 더 손쉽게 평가가 가능하고, 고객에게 정보를 전달할 수 있다. 하지만, 왜 이 부분을 체크하는지, 그리고 모든 어플이 동일한 측정 방법을 사용하지 않기 때문에 필요한 모든 정보를 얻을 수 없기 때문에 측정자로서 주관적일 수 있지만, 자세평가의 가이드라인에 따라 평가하고 기록해 보기를 바란다.

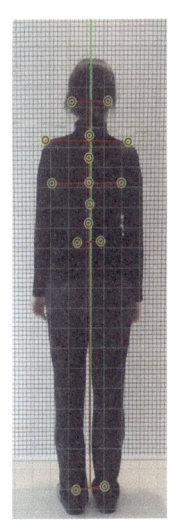
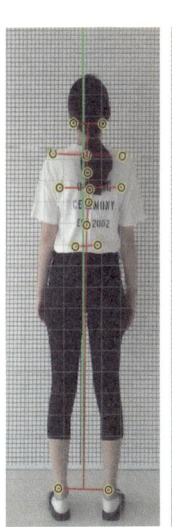
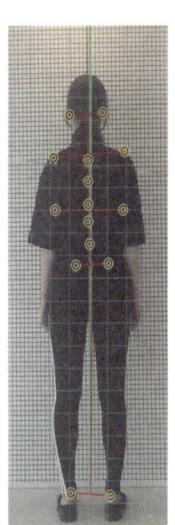
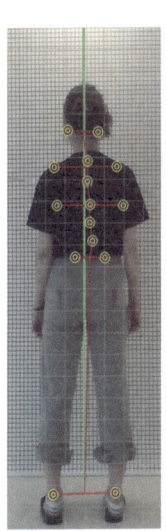
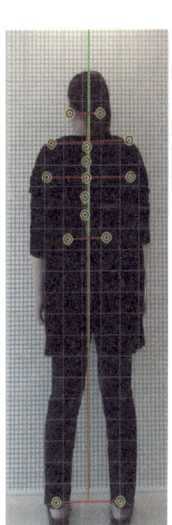

자세평가 차트

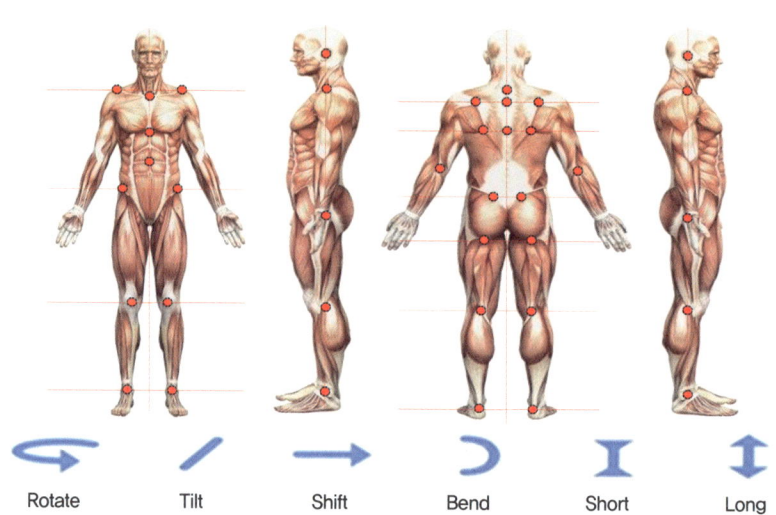

Wrynexk / Forward Head / Round Shoulder / Flat Back / Sway Back / Kyphotic-Lordotic /
Hyper Lordosis Lumbar / Valgus Knee / Varus Knee / Back Knee / Flat Foot / Over Pronation

	Objective
Anterior view	① 머리가 기울거나 회전하지 않고 정면을 보고 있는가? ② 어깨가 같은 높이에 있는가? ③ 배꼽은 오른쪽이나 왼쪽으로 치우치지 않고 중앙에 위치 했는가? ④ ASIS 가 같은 높이에 있는가? ⑤ 대퇴골의 내회전,외회전이 없고, 좌/우 대퇴의 크기가 같은가? ⑥ 무릎과 슬개골이 앞쪽을 향하고, 같은 높이에 있는가? ⑦ 안쪽 복사뼈는 같은 높이에 있고, 발은 중심에서 약간 바깥쪽으로 향해있는가?
Lateral view	① 발목, 무릎, 고관절, 골반, 어깨, 귓볼이 일직선 인가 : ② 흉부, 복부근, 허리근육이 적절한 긴장도를 가지고 있는가? 　　흉부(　　), 복부근(　　), 허리근육(　　) ③ 슬관절이 곧거나 굴곡되어 있거나 또는 과신전 되어 있는가?
Posterior view	① 어깨가 수평이며 머리가 중심에 있는가 : ② 견갑상각과 견갑하각이 수평에 있는가 : ③ 제7경추 부터 추선을 떨어뜨려 그 선이 둔부 사이를 통해 지나는가 : ④ 아킬레스건 양쪽이 종골쪽으로 곧게 내려가는가 :

머리
이마, 코, 턱을 지나 얼굴의 정중앙을 관통해야 하며, 기울어져 있거나, 회전해 있어서는 안된다.

어깨
좌/우 어깨는 같은 높이에 있어야 하며, 쇄골 또한 수평에 가깝고, 같은 위치에 있어야 한다.

팔과 팔꿈치
좌/우 크기가 같아야 하며, 몸에서 떨어져 있으면 안되고, 팔꿈치를 구부리거나, 팔이 내회전되거나 외회전 되어 있어서는 안된다.

골반
골반의 전방이나, 후방경사 없이 좌/우 ASIS가 같은 높이에 있어야 하며, 내회전이나, 외회전 없이 정중아선에서 같은 거리에 위치해 있어야 한다.

요추
좌/우에 치우침 없이, 배꼽을 지나 정중앙에 위치해야 한다.

대퇴부
허벅지의 좌우 크기나 대퇴부의 길이가 같아야 하며, 내회전이나 외회전 없이 중립 위치에 있어야 한다.

손과 손목
손가락이 엄지와 검지만 보여야 하며, 손목이나 손가락의 굴곡이 없어야 한다.

무릎과 다리
좌/우 무릎은 같은 높이에 있어야 하며, 슬개골이 정면을 향해 위치하고, 부종이나, 굴곡이나 과도한 신전이 없어야 하며, 경골이 곧고, 좌우측의 다리의 근육이 같아야 한다.

발과 발목
양쪽 발목의 복사뼈는 수평이며, 안쪽 복사뼈가 바깥쪽 복사뼈 보다 약간 높아야 한다. 발은 약간 바깥쪽으로 향해 있어야 한다.

Chapter 2 자세 평가의 시작

머리

외이도와 환추-후두관절을 통과해야 하며, 앞으로 나가 있거나, 뒤로 밀려 있어선 안된다.

흉곽

몸통을 지나야 하며, 가슴이 말려 라운드 숄더나, 등의 과도한 긴장으로 편편등과 같은 변형이 없어야 하고, 직립 자세여야 한다.

골반

대전자를 지나야 하며, 골반은 전방경사나, 후방경사 없이 중립에 위치해 있어야 하며, ASIS와 PSIS는 거의 같은 높이에 있어야 한다.

무릎과 다리

무릎의 슬개골의 약간 뒤쪽을 지나야 하며, 굴곡이나, 과도한 신전이 없어야 한다.

목

목의 굴곡이나, 신전이 없고, 경흉추 접합부에 변형이 없어야 하며, 추체를 통과해야 한다.

어깨

상완골두를 지나야 하며, 어깨가 안쪽으로 말려 있거나 바깥쪽으로 돌아가 있어서는 안된다.

요추

허리뼈의 요추의 추체를 지나야 하며, 허리의 과도한 긴장이나 굴곡이 있어서는 안된다.

대퇴부

허벅지의 좌우 크기가 같아야 하며, 내회전이나 외회전 없이 중립 위치에 있어야 한다.

발과 발목

외측 복사뼈의 약간 앞쪽을 지나야 하며, 발의 내번이나, 외번없이 정상적인 굴곡이 나타나야 한다.

머리
머리의 중심선을 지나야 하며, 한쪽으로 기울거나, 회전해 있어서는 안되며, 정면을 보고 중립위치에 있어야 한다.

어깨
양쪽의 어깨는 같은 높이에 있어야 하며 승모근이나, 견갑거근의 문제로 올라가 있거나, 내려가 있어서는 안된다.

골반
양쪽의 PSIS와 대전자의 높이가 같아야 하고, 엉덩이의 주름 또한 같아야 한다.

무릎과 다리
무릎의 굴곡이나, 과도한 신전이 없어야 하고, 안쪽이나 바깥쪽으로 돌아가서는 안되며, 무릎 뒤에 부종이나, 긴장이 없어야 하며 수직선은 양쪽 무릎 사이를 지나야 한다.

목
경추의 모든 뼈의 중앙을 관통하며, 외측굴곡 없이 곧게 서 있어야 한다.

흉곽과 견갑골
척추의 중앙을 지나야 하며, 견갑골은 척추와 양쪽이 같은 거리에 있어야 한다. 약 4~5cm 정도 이며, 남자는 손가락 4개, 여자는 손가락 3개 정도이며, 겹갑골의 상방회전, 하방회전, 전인, 후인이 없고 대칭이여야 한다.

팔
팔은 몸통에 붙어 있어야 하며, 광배근이나, 대원근, 이두의 긴장으로 벌어져 있어선 안되고, 팔꿈치와 손목은 같은 위치에 있어야 한다.

요추
요추의 좌/우 굴곡 없이 곧게 서 있으며, 모든 요추의 중앙선을 통과해야 한다

발과 발목
외측 복사뼈의 약간 앞쪽을 지나야 하며, 발의 내번이나, 외번없이 정상적인 굴곡이 나타나야 한다.

Posture evaluation

Chapter 3

자세평가 연습하기

체형평가 연습하기

부록: 체형평가 연습하기 (예시)

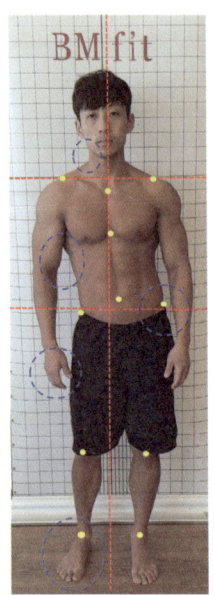 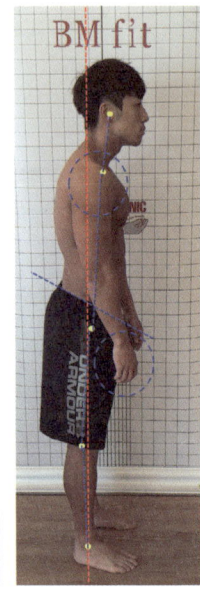 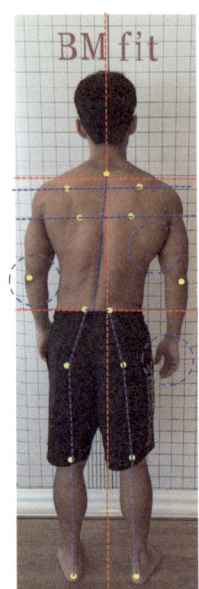 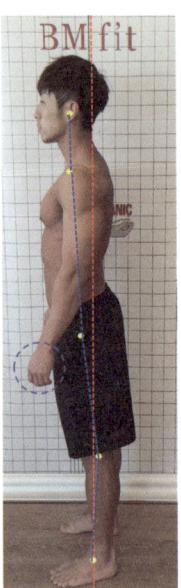

1단계. 펜을 이용하여 랜드마크들을 표시해 보세요
Ex. 촉진 없이 눈으로만 정확한 랜드마크를 표시 하기는 매우 어렵다.

2단계. 문제가 있는 부분을 체크해 보세요
Ex. 골반이 한쪽으로 빠져 있고, 라운드숄더와 거북목이 심하며, 좌/우 사진을 비교 했을 때 골반의 전방 경사가 매우 심하며, 몸의 무게 중심이 전체적으로 앞으로 기울어져 있다.

3단계. 솔루션을 적어보세요
- Ex. 골반 교정 운동 및 거북목과 라운드숄더 개선을 위한 흉추 가동성 운동 등이 필요하다.

TIP
기준이 되는 선들을 먼저 그려 놓고 시작을 하는 것이 측정이 좋다.

체형평가 연습하기

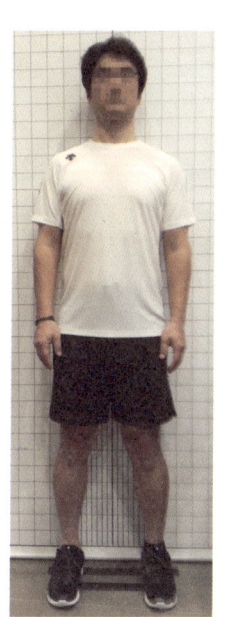 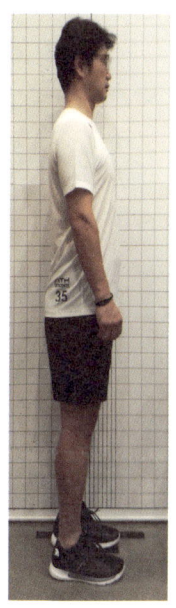 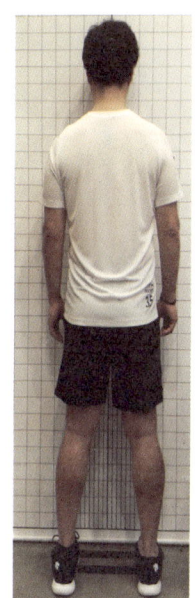 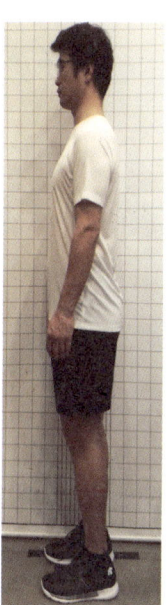

1단계. 펜을 이용하여 랜드마크들을 표시해 보세요

2단계. 문제가 있는 부분을 체크해 보세요

3단계. 솔루션을 적어보세요

체형평가 연습하기

체형평가 연습하기

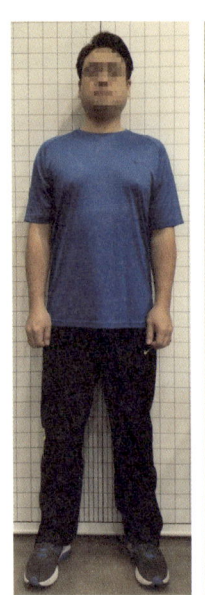 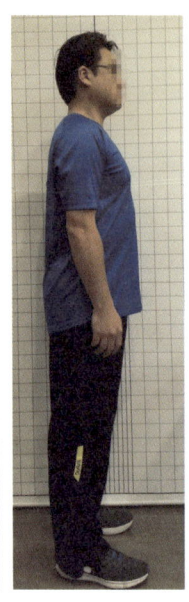 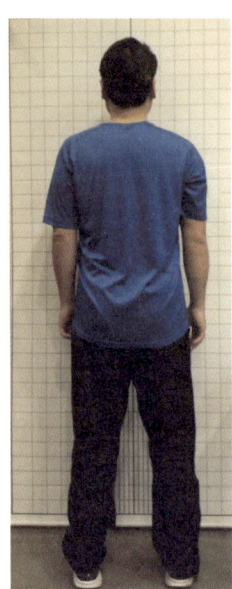 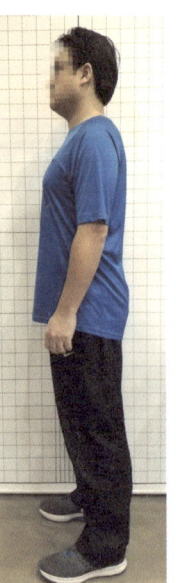

1단계. 펜을 이용하여 랜드마크들을 표시해 보세요

2단계. 문제가 있는 부분을 체크해 보세요

3단계. 솔루션을 적어보세요

체형평가 연습하기

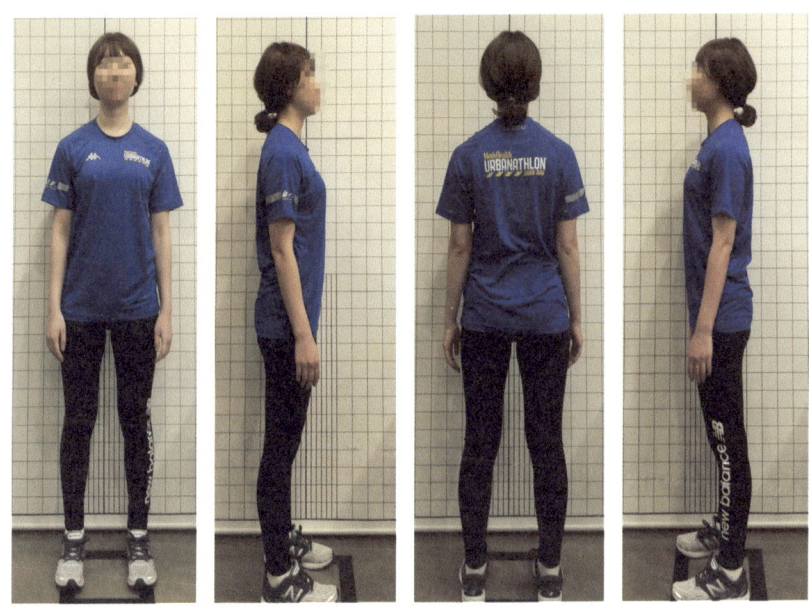

1단계. 펜을 이용하여 랜드마크들을 표시해 보세요

2단계. 문제가 있는 부분을 체크해 보세요

3단계. 솔루션을 적어보세요

체형평가 연습하기

체형평가 연습하기

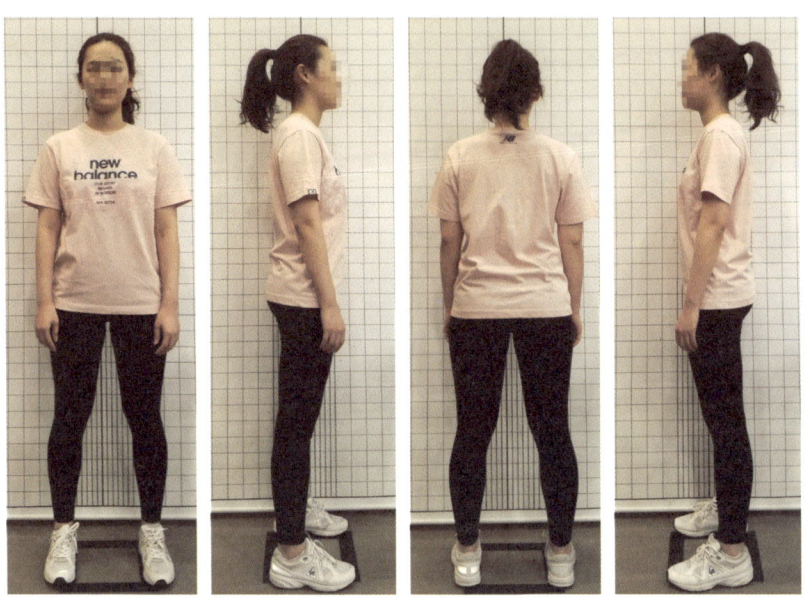

1단계. 펜을 이용하여 랜드마크들을 표시해 보세요

2단계. 문제가 있는 부분을 체크해 보세요

3단계. 솔루션을 적어보세요

체형평가 연습하기

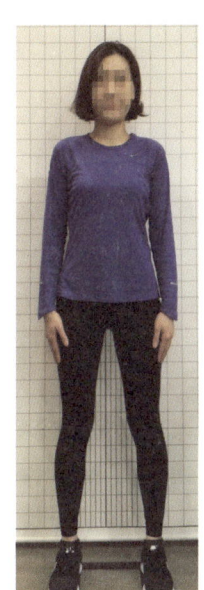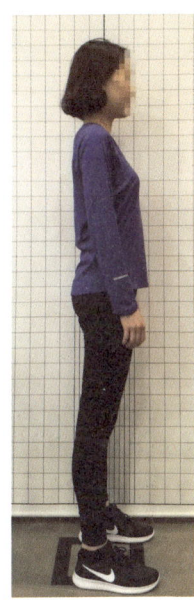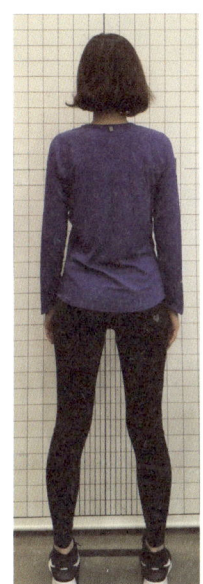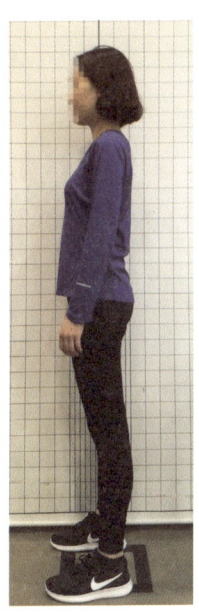

1단계. 펜을 이용하여 랜드마크들을 표시해 보세요

2단계. 문제가 있는 부분을 체크해 보세요

3단계. 솔루션을 적어보세요

체형평가 연습하기

체형평가 연습하기

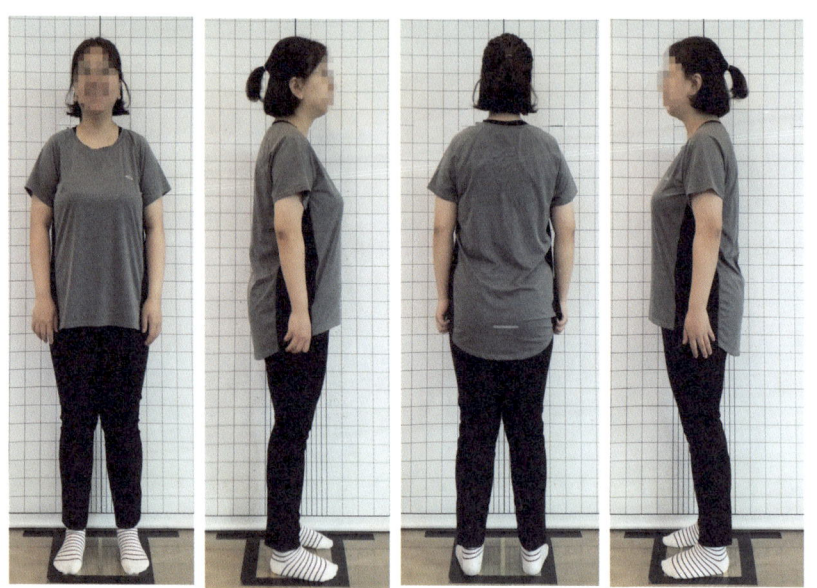

1단계. 펜을 이용하여 랜드마크들을 표시해 보세요

2단계. 문제가 있는 부분을 체크해 보세요

3단계. 솔루션을 적어보세요

체형평가 연습하기

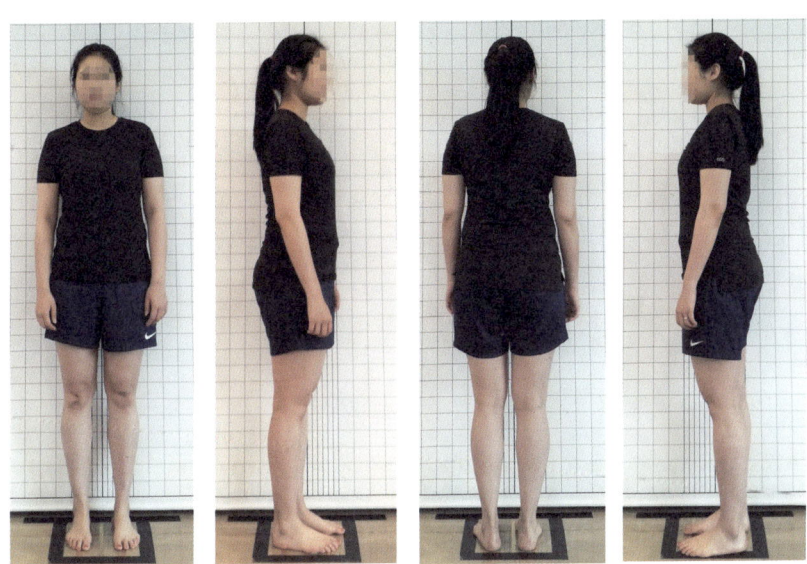

1단계. 펜을 이용하여 랜드마크들을 표시해 보세요

2단계. 문제가 있는 부분을 체크해 보세요

3단계. 솔루션을 적어보세요

체형평가 연습하기

체형평가 연습하기

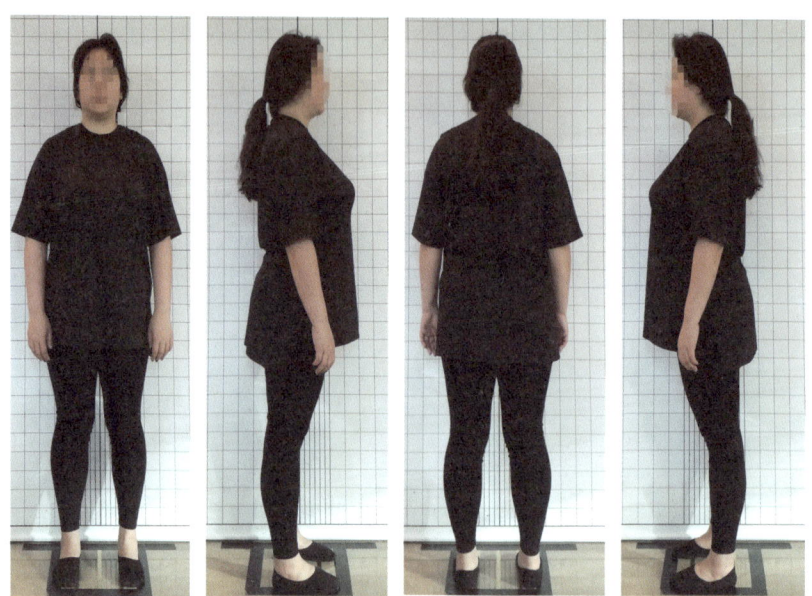

1단계. 펜을 이용하여 랜드마크들을 표시해 보세요

2단계. 문제가 있는 부분을 체크해 보세요

3단계. 솔루션을 적어보세요

체형평가 연습하기

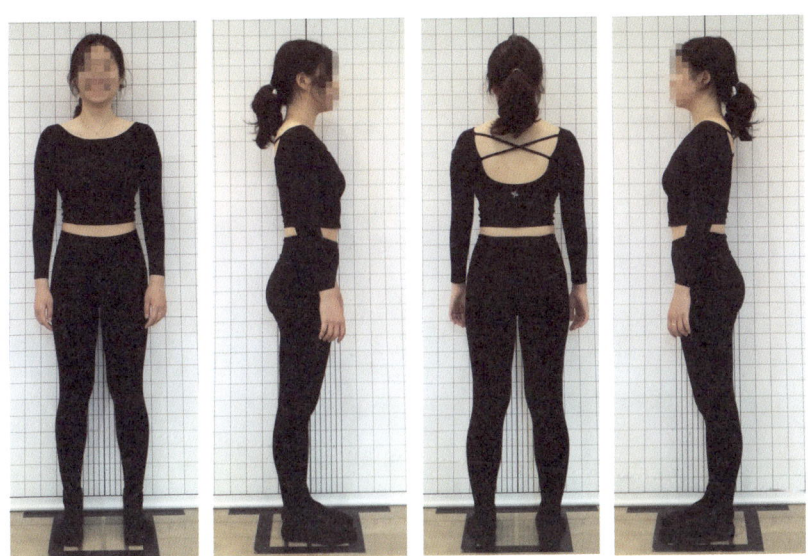

1단계. 펜을 이용하여 랜드마크들을 표시해 보세요

2단계. 문제가 있는 부분을 체크해 보세요

3단계. 솔루션을 적어보세요

체형평가 연습하기

체형평가 연습하기

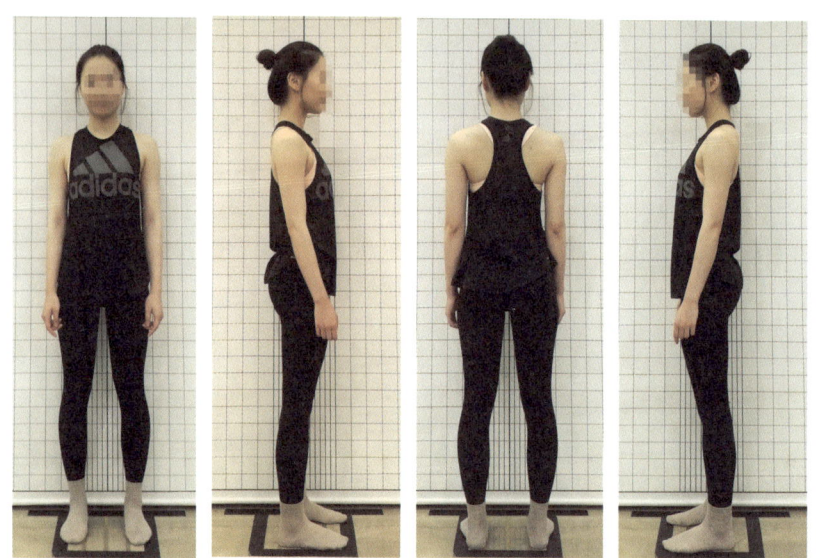

1단계. 펜을 이용하여 랜드마크들을 표시해 보세요

2단계. 문제가 있는 부분을 체크해 보세요

3단계. 솔루션을 적어보세요

체형평가 연습하기

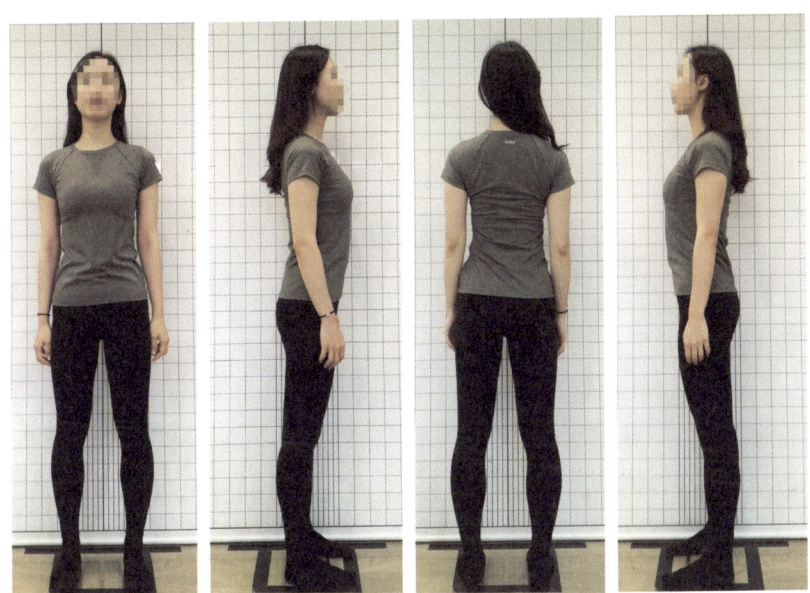

1단계. 펜을 이용하여 랜드마크들을 표시해 보세요

2단계. 문제가 있는 부분을 체크해 보세요

3단계. 솔루션을 적어보세요

체형평가 연습하기

부록: 체형평가 연습하기

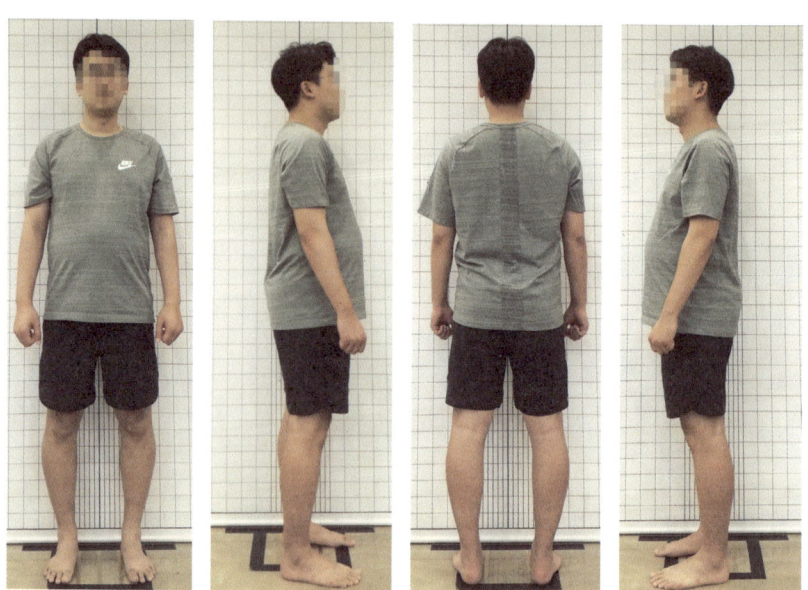

1단계. 펜을 이용하여 랜드마크들을 표시해 보세요

2단계. 문제가 있는 부분을 체크해 보세요

3단계. 솔루션을 적어보세요

부록: 체형평가 연습하기

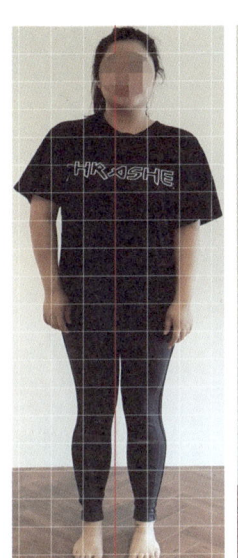
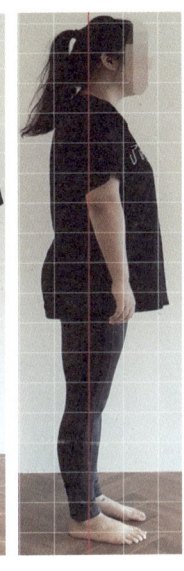
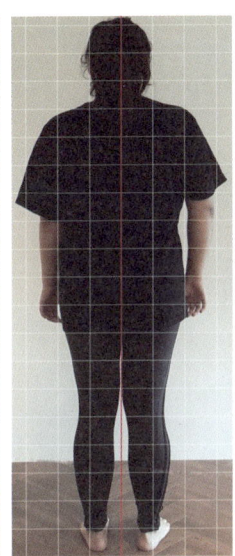
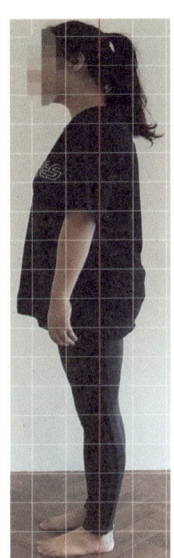

1단계. 펜을 이용하여 랜드마크들을 표시해 보세요

2단계. 문제가 있는 부분을 체크해 보세요

3단계. 솔루션을 적어보세요

체형평가 연습하기

부록: 체형평가 연습하기

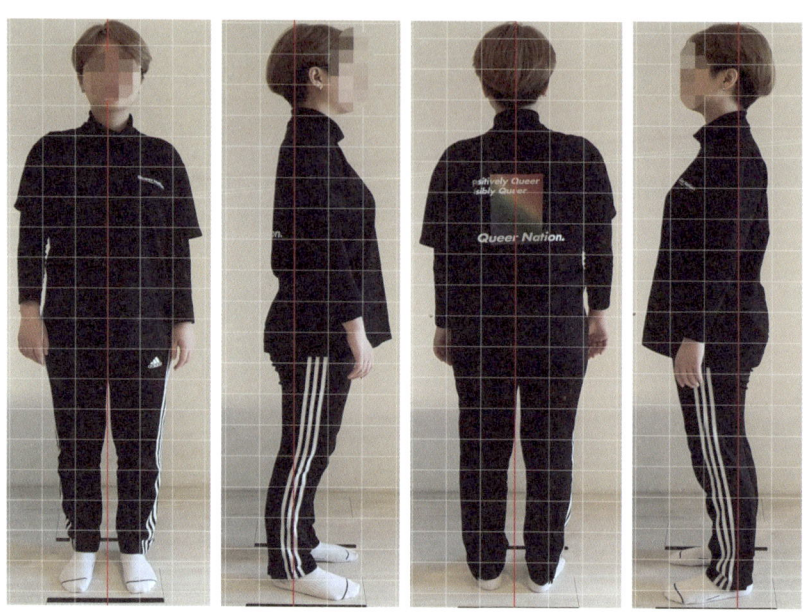

1단계. 펜을 이용하여 랜드마크들을 표시해 보세요

2단계. 문제가 있는 부분을 체크해 보세요

3단계. 솔루션을 적어보세요

부록: 체형평가 연습하기

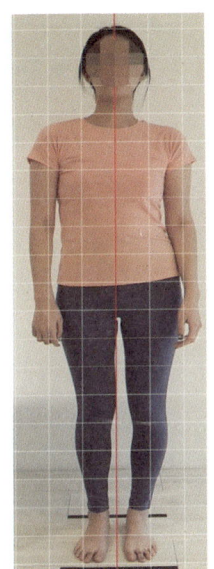 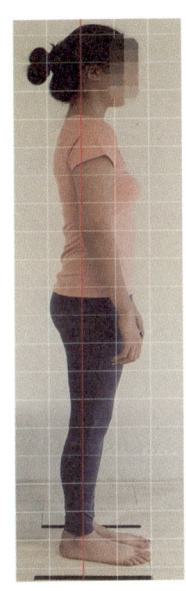 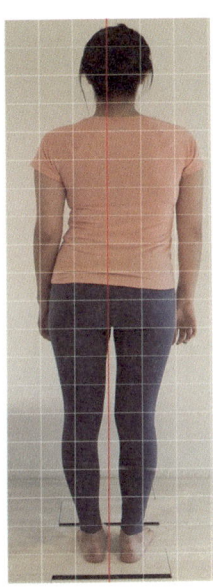 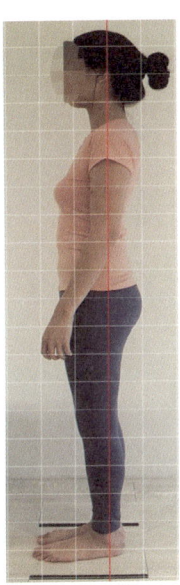

1단계. 펜을 이용하여 랜드마크들을 표시해 보세요

2단계. 문제가 있는 부분을 체크해 보세요

3단계. 솔루션을 적어보세요

체형평가 연습하기

부록: 체형평가 연습하기

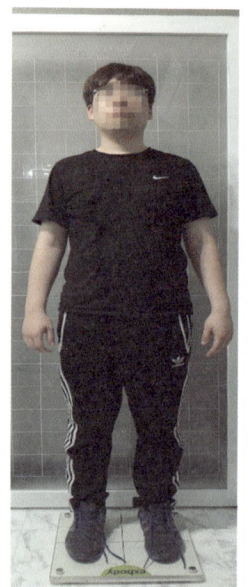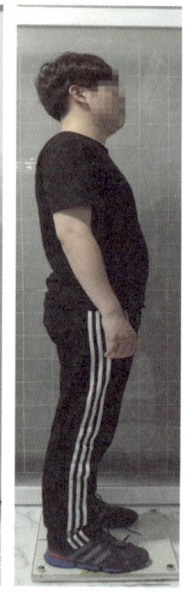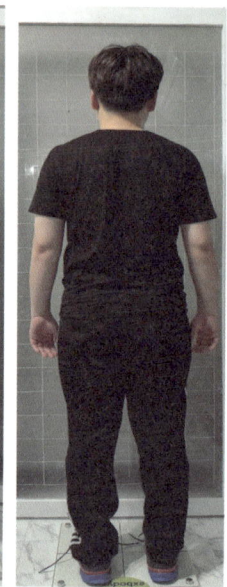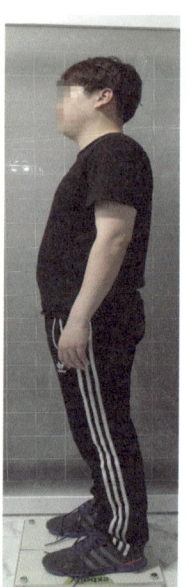

1단계. 펜을 이용하여 랜드마크들을 표시해 보세요

2단계. 문제가 있는 부분을 체크해 보세요

3단계. 솔루션을 적어보세요

부록: 체형평가 연습하기

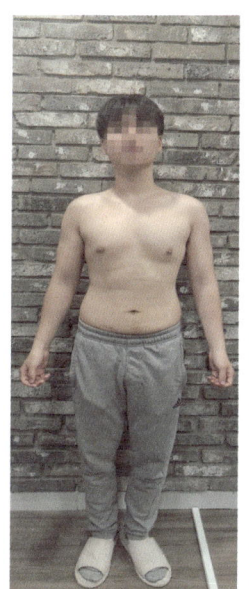
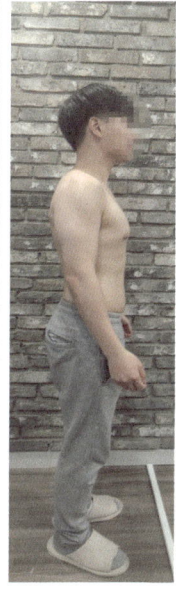
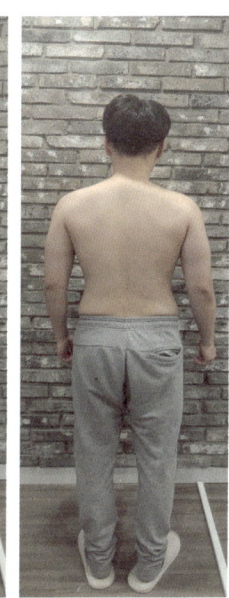
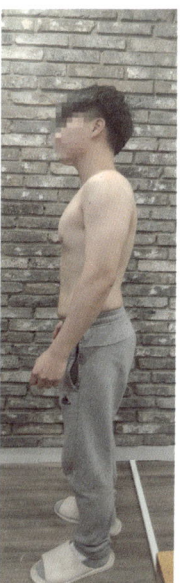

1단계. 펜을 이용하여 랜드마크들을 표시해 보세요

2단계. 문제가 있는 부분을 체크해 보세요

3단계. 솔루션을 적어보세요

체형평가 연습하기

부록: 체형평가 연습하기

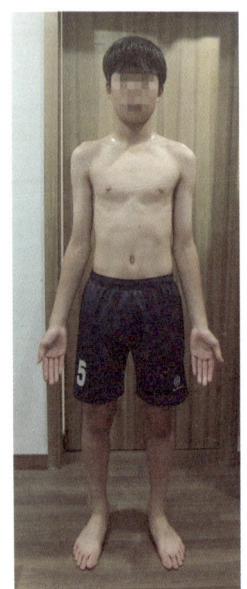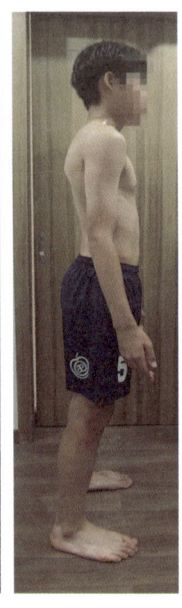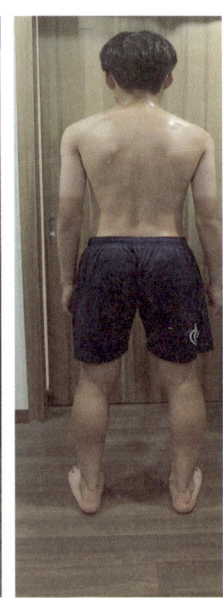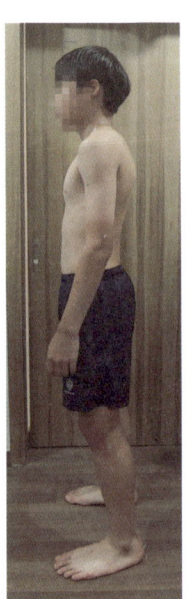

1단계. 펜을 이용하여 랜드마크들을 표시해 보세요

2단계. 문제가 있는 부분을 체크해 보세요

3단계. 솔루션을 적어보세요

부록: 체형평가 연습하기

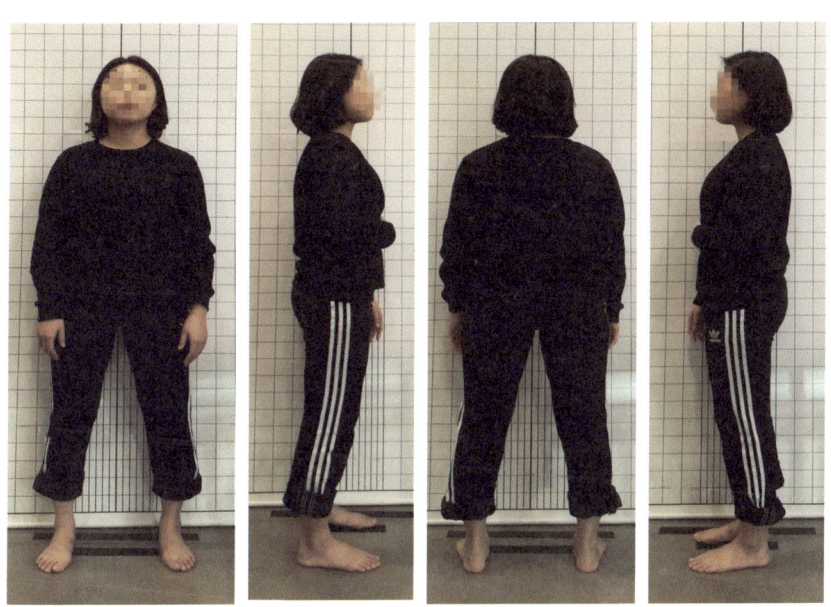

1단계. 펜을 이용하여 랜드마크들을 표시해 보세요

2단계. 문제가 있는 부분을 체크해 보세요

3단계. 솔루션을 적어보세요

체형평가 연습하기

부록: 체형평가 연습하기

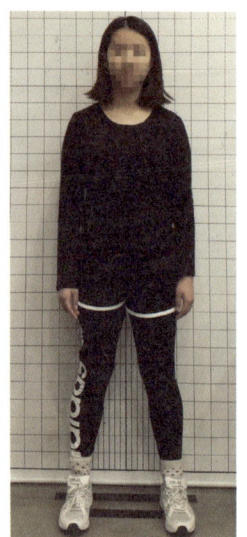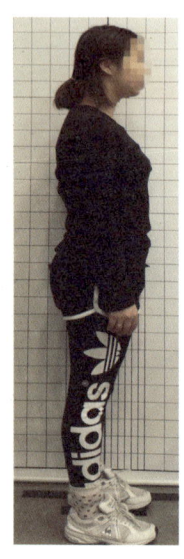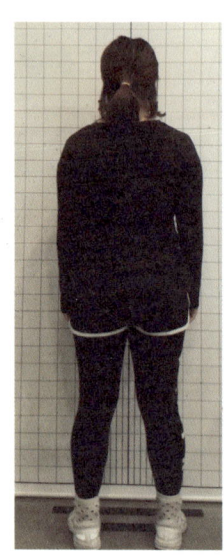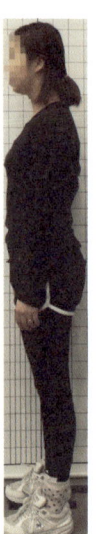

1단계. 펜을 이용하여 랜드마크들을 표시해 보세요

2단계. 문제가 있는 부분을 체크해 보세요

3단계. 솔루션을 적어보세요

Posture evaluation

참고 문헌

1. 자세평가 : 치료사를 위한 지침서
2. 자세와 통증치료에 있어서 근육의 기능과 검사
3. 동작분석의 임상적 활용 :
   자세 움직임 보행분석을 통한 평가와 치료
4. 자세부터 잡고 갑시다
5. 자세 하나 바꿨을 뿐인데 사람들이 나를 대하는 게 달라졌다

MEMO

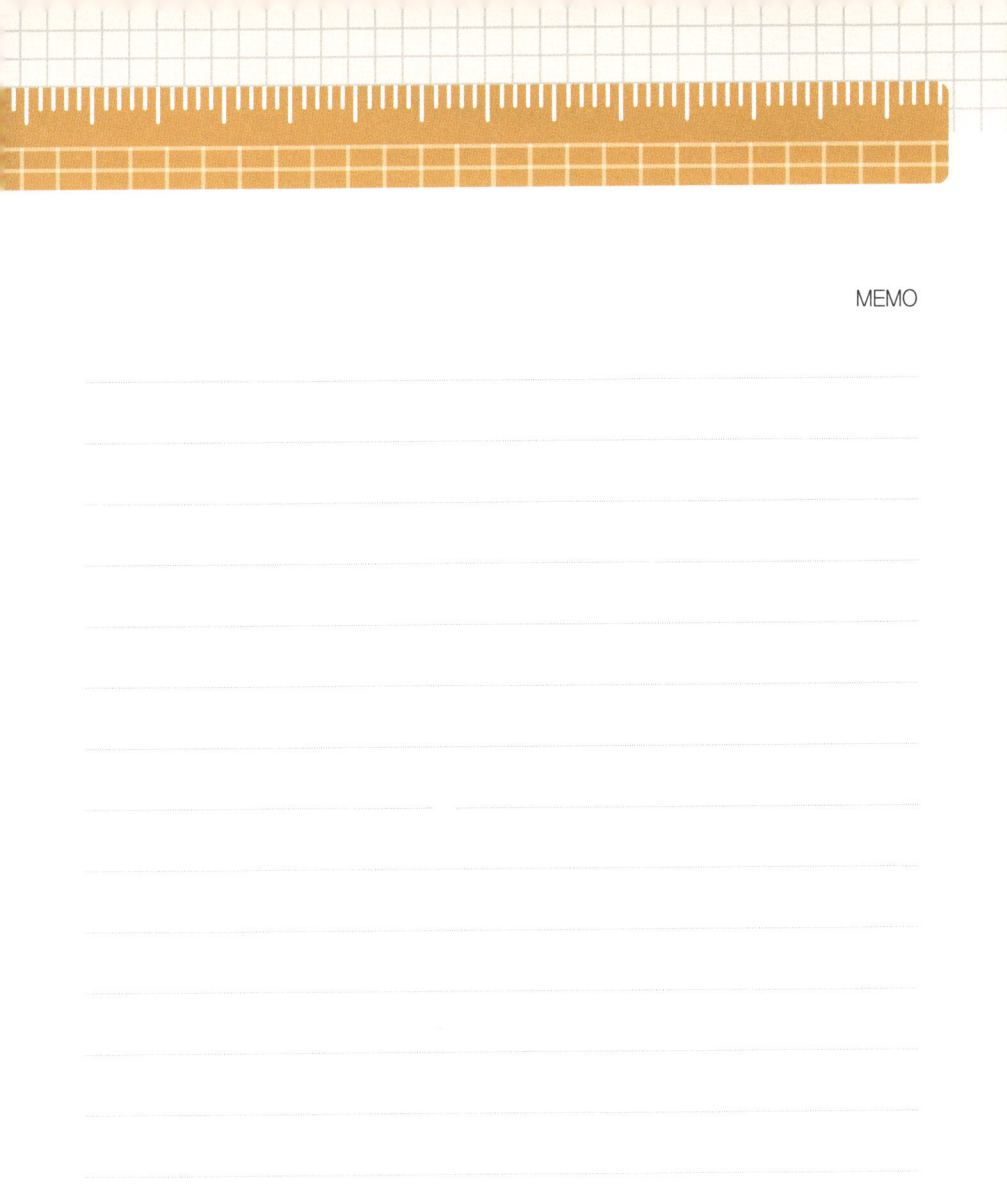

필라테스, 요가 강사, 트레이너를 위한

자세평가
쉽게 공부하기

Posture evaluation